实用精神科疾病诊疗与护理实践

吕素红 等◎主编

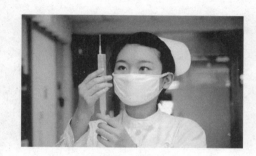 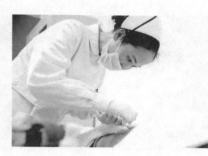

U0347541

国家一级出版社　中国纺织出版社　全国百佳图书出版单位

图书在版编目（CIP）数据

实用精神科疾病诊疗与护理实践 / 吕素红等主编
. -- 北京：中国纺织出版社, 2018.10
ISBN 978-7-5180-5525-8

Ⅰ. ①实… Ⅱ. ①吕… Ⅲ. ①精神病—诊疗②精神病
—护理 Ⅳ. ①R749②R473.74

中国版本图书馆CIP数据核字(2018)第250340号

策划编辑：樊雅莉　　　　　　　责任印制：王艳丽

中国纺织出版社出版发行
地址：北京市朝阳区百子湾东里A407号楼　邮政编码：100124
销售电话：010 - 67004422　传真：010 - 87155801
http://www.c-textilep.com
E-mail: faxing@c-textilep. Com
中国纺织出版社天猫旗舰店
官方微博http://weibo.com/2119887771
北京云浩印刷有限责任公司印刷　各地新华书店经销
2018年10月第1版第1次印刷
开本：710 × 1000　1/16　印张：10.5
字数：202千字　　定价：58.00元

前　言

　　随着工业化、都市化的进程,我国在经济建设上取得了举世瞩目的成就。但在此过程中,由于劳动力的重新组合,价值观念的改变,家庭结构和人口结构的变化及社会竞争不断加剧,导致人们生活中的心理应激因素增加,带来了新的精神心理和行为问题。为适应我国精神疾病的变化和对防治工作提出的新要求,编者结合自身多年的临床工作经验撰写了这本《实用精神科疾病诊疗与护理实践》。

　　在编写过程中,编者注重参阅大量相关专业文献,简明扼要地阐述精神障碍的病因与分类,精神障碍的症状,脑器质性精神障碍的诊疗与护理,精神活性物质所致精神障碍的诊疗与护理,精神分裂症的诊疗与护理,心境障碍的诊疗与护理,神经症的诊疗与护理等。本书简明扼要,便于阅读查看,可供精神科医师、护士、进修人员查阅参考。

　　在本书的编写过程中,编者付出了巨大努力。但由于编写经验不足加之编写时间仓促,疏漏或不足之处恐在所难免,恳请广大读者和同行批评指正,以期再版时予以改进、提高,使之逐步完善。

编　者

2018.10 月

目　　录

第一章　精神障碍的病因与分类

第一节　精神障碍的概念与病因

精神障碍是指在生物、心理和社会因素影响下,人体出现的各种精神活动紊乱,表现为具有临床诊断意义的认知、情感和行为等方面的异常,可伴有痛苦体验和(或)功能损害。

精神障碍的病因至今尚未完全阐明,但是,经过半个多世纪以来的大量探索性研究,目前能够达成的共识是,精神疾病不是由单一的致病因素导致的,而是生物、心理、社会因素相互作用的结果。

一、精神障碍的生物学因素

影响精神健康和精神疾病的生物学因素大致包括遗传、感染、躯体疾病、创伤、营养不良、毒物等。这些致病因素将在以后的各个章节里详述,这里仅列举遗传、环境、感染与精神障碍的关系。

(一)遗传与环境因素

人们早就认识到基因是影响人类和动物正常与异常行为的主要因素。通过对多种精神障碍的遗传方式、遗传度到基因扫描的家族聚集性研究,共同的结论是:精神分裂症、情感障碍、儿童孤独症、神经性厌食症、儿童多动症、惊恐障碍等具有遗传性,是基因将疾病的易感性一代传给一代。

目前,绝大多数的精神障碍都不能用单基因遗传来解释,而是多个基因的相互作用,加上环境因素的参与,发生了疾病。不过,发现与疾病发生关系最为密切的环境因素似乎较容易诱发疾病,因此,改变导致疾病的环境因素,是当前预防精神障碍的重点。

如上所述,在多基因遗传病中,遗传和环境因素的共同作用,决定了某一个体是否患病,其中,遗传因素所产生的影响程度称为遗传度。一旦证明某种疾病有家族聚集现象,下一步的工作就是找出遗传度,然后是遗传方式,最后是找到基因所在位置。

了解遗传度最有效的办法是双生子研究,如果疾病与遗传有关,那么同卵双生子的同病率应高于异卵双生子,通过比较同卵双生子和异卵双生子的同病率,即可计算出遗传度。需要强调的是,即使有较高的遗传度,环境因素(社会心理、营养、健康保健等)在疾病的发生、发展、严重程度、表现特点、病程及预后等方面仍起着非常重要的作用。例如精神分裂症同卵双生子同病率不到 50%,就是说,具有相同基因的双生子一方患精神分裂症时,另一方患精神分裂症的可能性尚不足50%。人类基因组计划给我们展示了一个光明的前景,通过各种高科技手段和多年的努力,我们将最终找到致病基因。其意义在于,找到了基因,就有可能知道问题的症结所在,例如,如果找到了增加精神分裂症发生危险性的基因,我们就可以了解在脑发育过程中,何时此基因被激活,哪些脑内细胞或通路出了问题,这就为我们的干预提供了有利的时机;另外,遗传学的研究将为我们研究环境因素的致病作用提供帮助。

(二)感染因素

早在 20 世纪的早期,我们就已知道,感染因素能影响中枢神经系统,产生精神障碍。

例如,通过性传播的苍白密螺旋体苍白亚种(梅毒螺旋体)首先引起生殖系统症状,在多年的潜伏后,进入脑内,成为神经梅毒,导致神经系统的退行性变,表现为痴呆、精神病性症状及麻痹。获得性人类免疫缺陷病毒(HIV)也能进入脑内,产生进行性的认知行为损害,早期表现为记忆损害、注意力不集中及情绪淡漠等,随着时间的推移,出现更为广泛的损害,如缄默症、大小便失禁、截瘫等。有 15%～44% 的 HIV 感染者出现痴呆样表现。HIV 不是直接感染神经元,而是感染了免疫细胞——单核吞噬细胞,这类细胞死亡后,释放毒素,损伤了周围神经元,引起精神障碍,类似感染还包括诸如单纯疱疹性脑炎、麻疹性脑脊髓炎、慢性脑膜炎、亚急性硬化性全脑炎等。近来还发现,有些儿童在链球菌性咽炎后突然出现强迫症的表现。

二、精神障碍的心理、社会因素

应激性生活事件、情绪状态、人格特征、性别、家庭养育方式、社会阶层、社会经济状况、种族、文化宗教背景、人际关系等均构成影响疾病的心理、社会因素。心理、社会因素既可以作为发病因素,如反应性精神障碍、创伤后应激障碍、适应障碍等；也可以作为相关因素影响精神障碍的发生、发展，如神经症、心理生理障碍，甚至是精神分裂症等；还可以在躯体疾病的发生、发展中起重要作用，如心身疾病。

（一）应激与精神障碍

任何个体都不可避免地会遇到各种各样的生活事件，这些生活事件常常是导致个体产生应激反应的应激源。其中，恋爱婚姻与家庭内部问题、学校与工作场所中的人际关系常是主要的应激源。社会生活中的一些共同问题，如战争、洪水、地震、交通事故、种族歧视等，以及个人的某种特殊遭遇，如身体的先天或后天缺陷，某些遗传病、精神病、难治性疾病、被虐待、遗弃、强暴等也可能成为应激源。

在临床上，与急性应激有关的精神障碍主要有急性应激反应和创伤后应激障碍（PTSD）。前者在强烈精神刺激后数分钟至数小时起病，持续时间相对较短（少于1个月），表现为精神运动性兴奋或抑制；后者主要表现为焦虑、恐惧，事后反复回忆和梦中重新体验到精神创伤的情景等。慢性应激反应可能与人格特征关系更大，临床上可见适应障碍等。另外，社会、心理刺激常常作为许多精神障碍的诱因出现，应予充分注意。

除了外来的生活事件外，内部需要得不到满足、动机行为在实施过程中受挫等，也会产生应激反应；长时间的应激则会导致神经症、心身疾病等。

（二）人格特征与精神障碍

一个具有开朗、乐观性格的人，在人际关系中误会与矛盾较少，即使有也容易获得解决，对挫折的耐受性也较强。与此相反，一个比较拘谨、性格抑郁的人，与他人保持一定距离，心存戒备，不太关心别人，在人际关系中误会与隔阂较多；他们内向、懦弱、回避刺激，在困难面前容易悲观，对心理应激的耐受能力较差，易患神经症、心身疾病、酒精与药物滥用等。人格障碍与精神障碍的关系十分密切，如具有表演型性格的人容易罹患癔症；具有强迫性格的人容易罹患强迫症；分裂样人格障碍者则患精神分裂症的可能性较大。

纵观上述对精神疾病病因学探讨，生物学因素（内在因素）和心理社会因素（外在因素）在精神障碍发生、发展过程中均起着重要作用。实际上，生物学因素与环境因素不能截然分开，它们相互作用、相互影响，共同影响人类的精神活动。

第二节　精神障碍的分类与诊断原则

精神障碍分类与诊断标准的制定，是精神病学领域近20年所取得的重大进展之一，它一方面促进了学派间的相互沟通，改善了诊断不一致的问题，有利于临床实践,另一方面在探讨各种精神障碍的病理生理及病理心理机制、心理因素对各种躯体疾病的影响以及新药研制、临床评估和合理用药等方面,也发挥着重要作用。

一、常用的精神障碍分类系统

如今在中国精神病学界所使用的精神障碍分类系统有 3 种:即世界卫生组织(WHO)《国际疾病分类》中的第 5 章、美国精神病学会的《精神障碍诊断和统计手册》和中国精神障碍分类及诊断标准。

(一)世界卫生组织精神障碍分类系统

1992 年出版的世界卫生组织公布的《国际疾病分类》第 10 版(ICD-10),它涉及各科疾病,其第 5 章是关于精神与行为障碍的分类,主要类别如下:

F00~F09　器质性(包括症状性)精神障碍(含痴呆);

F10~F19　使用精神活性物质所致的精神及行为障碍(含酒、药依赖);

F20~F29　精神分裂症、分裂型及妄想性障碍;

F30~F39　心境(情感性)障碍;

F40~F49　神经症性、应激性及躯体形式障碍(含焦虑、强迫和分离性障碍等);

F50~F59　伴有生理障碍及躯体因素的行为综合征(含进食障碍、睡眠障碍、性功能障碍等);

F60~F69　成人的人格与行为障碍;

F70~F79　精神发育迟缓(智力障碍);

F80~F89　心理发育障碍[弥漫性发育障碍(含孤独症)、言语和语言发育障碍、学习技能障碍等];

F90~F98　通常发生于儿童及少年期的行为及精神障碍(多动性障碍、品行障碍、抽动障碍等);

F99　待分类的精神障碍。

(二)美国精神障碍分类系统

美国的精神障碍分类系统称为《精神障碍诊断与统计手册》(DSM),1994 年出版了第 4 版(DSM-Ⅳ)。DSM-Ⅳ系统将精神障碍分为 17 大类:①通常在儿童和少年期首次诊断的障碍;②谵妄、痴呆、遗忘及其他认知障碍;③由躯体情况引起、未在他处提及的精神障碍;④与成瘾物质使用有关的障碍;⑤精神分裂症及其他精神病性障碍;⑥心境障碍;⑦焦虑障碍;⑧躯体形式障碍;⑨做作性障碍;⑩分离性障碍;⑪性及性身份障碍;⑫进食障碍;⑬睡眠障碍;⑭未在他处分类的冲动控制障碍；⑮适应障碍；⑯人格障碍；⑰可能成为临床注意焦点的其他情况。

(三)中国精神障碍分类系统

中国精神疾病分类及诊断标准(CCMD-3)。CCMD-3 的主要类别如下：

0.器质性精神障碍；

Ⅰ.精神活性物质或非成瘾物质所致精神障碍；

Ⅱ.精神分裂症和其他精神病性障碍；

Ⅲ.情感性精神障碍(心境障碍)；

Ⅳ.癔症、严重应激障碍和适应障碍、神经症；

Ⅴ.心理因素相关生理障碍；

Ⅵ.人格障碍、习惯与冲动控制障碍和性心理障碍；

Ⅶ.精神发育迟滞与童年和少年期心理发育障碍；

Ⅷ.童年和少年期的多动障碍、品行障碍和情绪障碍；

Ⅸ.其他精神障碍和心理卫生情况。

目前，较多的精神病专科医院已经采用 ICD-10 作为临床诊断标准，部分医院仍然使用 CCMD-3，而 DSM-Ⅳ一般用于研究用。

二、精神障碍的诊断原则

精神障碍的诊断主要依靠病史和精神检查所获得的资料。

首先，确定患者的症状，将相关的症状聚类，得出症候群或综合征，也就是症状学诊断。

其次，结合发病的有关因素及病程特点，遵循诊断分类系统规定的标准，进行疾病诊断，再与具有类似临床表现的疾病相鉴别。

以 ICD-10 为例，每一类精神障碍都有相应的临床描述、诊断要点、鉴别诊断和排除标准。

DSM-Ⅳ采用的是多轴诊断系统，是指采用不同层面或维度来进行疾病诊断的一种诊断方式。目前使用的共有 5 个轴，分别为：

轴Ⅰ:临床障碍；

轴Ⅱ:个性障碍；

轴Ⅲ:躯体情况；

轴Ⅳ:社会心理和环境问题；

轴Ⅴ:全面功能评估。

轴Ⅰ用于记录除人格障碍和精神发育迟滞以外的各种障碍，也包括可能成为临床注意焦点的其他情况。轴Ⅱ主要记录是否具有人格障碍和精神发育迟滞。轴Ⅲ记录目前的躯体情况,它与认识和处理患者的精神障碍可能有关。轴Ⅳ用于报告心理社会和环境问题,它可能影响精神障碍(轴Ⅰ和轴Ⅱ)的诊断、处理和预后。轴Ⅴ用于医生对患者的整个功能水平的判断。轴Ⅳ和轴Ⅴ为特殊的临床科研院所设置,便于制订治疗计划和预测转归。

第二章　精神障碍的症状

第一节　常见精神症状

一、感知障碍

感知包括感觉和知觉。感觉是客观事物个别属性,如光、声、色、形等,通过感觉器官在人脑中的直接反应。知觉是客观事物的各种属性在人脑中经过综合,并借助于过去的经验所形成的一种完整的印象。正常情况下感知觉与外界客观事物相一致。

1.感觉障碍　见于神经系统器质性疾病和分离(转换)性障碍。

(1)感觉过敏:是对外界一般强度的刺激感受性增高,如感到阳光特别刺眼,声音特别刺耳,轻微的触摸皮肤感到疼痛难忍等。多见于神经症、更年期综合征等。

(2)感觉减退:是对外界一般刺激的感受性减低,感觉阈值增高,患者对强烈的刺激感觉轻微或完全不能感知(后者称为感觉缺失)。见于抑郁状态、木僵状态和意识障碍。感觉缺失见于癔症,称转换性症状,如失明、失聪等。

(3)内感性不适:是躯体内部产生的各种不舒适和(或)难以忍受的异样感觉,如牵拉、挤压、游走、蚁爬感等。性质难以描述,没有明确的局部定位,可继发疑病观念。多见于神经症、精神分裂症、抑郁状态和躯体化障碍。

2.知觉障碍　知觉的强度和性质的改变。

强度:躁狂发作时患者表现出比平时感觉更好;而抑郁发作时正好相反,表现比平时感觉更差。

性质:常是不愉快的或是扭曲的。如某些分裂症患者描述花的味道特别刺激、辛辣,食物的味道特别令人不愉快。

(1)错觉:指对客观事物歪曲的知觉。正常人在光线暗淡、恐惧、紧张和期待等心理状态下可产生错觉,经验证后可以认识纠正。临床上多见错听和错视。如将地上的一条绳索看成一条蛇。病理性错觉常在意识障碍时出现,带有恐怖色彩,多见于器质性精神障碍的谵妄状态。如谵妄的患者把输液瓶标签上的一条黑线看成是蜈蚣在爬动。错觉通常发生在以下4种情况:①感觉条件差造成感觉的刺激水平降低时出现错觉;②疲劳、注意力不集中造成感觉的感知清晰度下降时出现错觉;③意识障碍使客体的意识水平下降时出现错觉;④情绪处于某种强烈的状态时出现错觉。

(2)幻觉:指没有现实刺激作用于感觉器官时出现的知觉体验,是一种虚幻的知觉。幻觉是临床上常见的精神病性症状,常与妄想并存。幻觉根据其所涉及的感官分为幻听、幻视、幻嗅、幻味、幻触和内脏性幻觉。幻觉有两种特性:①逼真的知觉体验,并非想象;②幻觉多数来自外部世界。正常人也可出现幻觉,主要发生在入睡前和醒来后。正常的幻觉通常是短暂的、单纯的,如听到铃声或一个人的名字。

3.感知综合障碍　指患者对客观事物能感知,但对某些个别属性如大小、形状、颜色、距离、空间位置等产生错误的感知,多见于癫痫。常见:①视物变形症:患者感到周围的人或物体大小、形状、体积等发生了变化。看到物体的形象比实际增大称作视物显大症,如看到他的父亲变成了巨人,头顶着房顶;比实际缩小称为视物显小症。如:一成年男性患者感到自己睡的床只有童床那么大小,认为容纳不下自己的身体而坐着睡觉。②空间知觉障碍:患者感到周围事物的距离发生改变,如候车时汽车已驶进站台,而患者仍感觉汽车离自己很远。③时间感知综合障碍:患者对时间的快慢出现不正确的知觉体验。如感到时间在飞逝,似乎身处于"时空隧道"之中,外界事物的变化异乎寻常地快;或者感到时间凝固了,岁月不再流逝,外界事物停滞不前。④非真实感:患者感到周围事物和环境发生了变化,变得不真实,视物如隔一层帷幔,像是一个舞台布景,周围的房屋、树木等像是纸板糊成的,毫无生气;周围人似没有生命的木偶等。对此患者具有自知力。见于抑郁症、神经症和精神分裂症。

二、思维障碍

思维是人类精神活动的重要特征,是人脑对客观事物间接和概括的反映,是人类精神活动的重要特征,是认识过程的高级阶段。思维是在感觉和知觉的基础上产生的,通过对事物的分析、比较、综合、判断、推理抽象和概括来反映事物本质,用语言、行动或书面等表现形式表达出来。

正常人的思维有以下几个特征:①目的性,指思维围绕一定目的,有意识的进行的;②连贯性,指思维过程中的概念是前后衔接,相互联系的;③逻辑性,指思维过程是有一定的道理,合乎逻辑的;④实践性,正确的思维是能通过客观实践检验的。思维障碍临床表现多种多样,主要包括思维形式障碍和思维内容障碍等。

1.思维形式障碍　思维形式障碍包括思维联想障碍和思维逻辑障碍等。

(1)思维联想障碍

①思维奔逸:又称观念飘忽,指思维的联想速度加快和联想数量的增加,内容丰富生动。患者表现健谈,说话滔滔不绝、口若悬河、出口成章,自觉脑子反应快,特别灵活,好像机器加了"润滑油",思维敏捷,概念一个接一个地不断涌现出来,说话的主题极易随环境而改变(随境转移),也可有音韵联想(音联),或字意联想(意联)。多见于躁狂症,也可见于精神分裂症。

②思维迟缓:即联想抑制,联想速度减慢、数量减少和联想困难。患者表现言语缓慢、语量减少,语声甚低,反应迟缓,但思维内容并不荒谬,能够正确反映现实。患者自觉"脑子不灵了""脑子迟钝了",多见于抑郁发作,也见于精神分裂症。

③思维贫乏:指联想数量减少,概念与词汇贫乏,脑子空洞无物。患者表现为沉默少语,答话时内容大致切题,但单调空洞或词穷句短,常泰然回答"不知道""什么也没想"。多见于精神分裂症,也见于抑郁症、脑器质性精神障碍及精神发育迟滞。

④思维散漫:又称思维松弛,是指患者在意识清晰的情况下,思维的目的性、连贯性和逻辑性障碍。思维活动缺乏主题思想,内容和结构都散漫无序,不能把联想集中于他所要解释的问题上。表现为说话东拉西扯,对问话的回答不切题,以致检查者感到交流困难。尽管患者的每句话都完整通顺,意思可以理解,但上下文前后语句缺乏联系。有时谈话中夹杂的一些突发的与现实无关的内隐性观念,使人难以理解其究竟是想表达什么。这种叙述的混乱虽经检查者提出要求予以澄清,患者仍然不能说清楚。主要见于精神分裂症,也见于严重的焦虑和智能降低者。

⑤思维破裂:指概念之间联想的断裂,建立联想的各种概念内容之间缺乏内在联系。表现为患者的言语或书写内容的句子之间含意互不相关,变成语句堆积,令人不能理解。严重时,言语支离破碎,成了语词杂拌。多见于精神分裂症。如在意识障碍的背景下出现语词杂拌,称之为思维不连贯。

⑥病理性赘述:思维活动停滞不前,迂回曲折,出现节外生枝的联想,通常说明讲话人的抽象概括和理解能力低下,表现为说话啰唆,抓不住重点,包含了许多不必要的细节和无关的分支。对别人让其围绕话题简述的要求置之不理,固执地按照自己预想的思路赘述下去。思维进行虽慢,但说话的主题还隐约可见,最终能够

达到预定的目标。见于癫痫、脑器质性及老年性精神障碍。

⑦思维中断：又称思维阻隔。患者意识清晰，无明显外界干扰下，思维过程在短时间内突然出现中断，或言语突然停顿。表现为患者说话时突然停顿，然后开始另一个话题内容。若患者有当时的思维被某种外力抽走的感觉，则称作思维被夺。两症状均为诊断精神分裂症的重要症状，也可见于正常人疲劳、注意分散时以及神经症患者。

⑧思维云集：又称强制性思维，患者体验到大量不属于自己的思想突然性地强制涌入自己的脑内，令其恐慌和不愉快。有时体验到某种思想让别人强行塞进其脑内，称为思维插入。症状往往突然出现，迅速消失。都是精神分裂症的特征性症状。注意和强迫性思维的鉴别不在于思维内容和形式的怪异，而在于是否属于患者自己，及思维的"属我性"和"属他性"。

(2)思维逻辑障碍：

①病理性象征性思维：以无关的具体概念或行动代表某一抽象概念，不经患者解释，旁人无法理解。如某患者经常反穿衣服，以表示自己为"表里合一、心地坦荡"，常见于精神分裂症。正常人可以有象征性思维，如以鸽子象征和平。正常人的象征以传统和习惯为基础，彼此能够理解，而且不会把象征当作现实。

②语词新作：指概念的融合、浓缩以及无关概念的拼凑。患者自创一些新的符号、图形、文字或语言并赋予特殊的概念，不经患者本人解释，别人难以弄清其含义。如"歹市"代表狼心狗肺；"％"代表离婚。多见于精神分裂症青春型。

③逻辑倒错性思维：主要特点为推理缺乏逻辑性，既无前提，也无根据，或因果倒置，推理离奇古怪，不可理解。如一患者说："因为电脑感染了病毒，所以我要死了。"可见于精神分裂症和偏执狂等。

④其他特殊的思维活动言语表达形式：

持续言语：指患者在回答问题时持续重复第一次问题的答案。主要见于器质性障碍如痴呆，也见于其他精神障碍。

刻板语言：指患者机械地重复某些无意义的词或句子。主要见于精神分裂症。

模仿语言：指患者模仿周围人的言语，周围人说什么，患者也重复什么。主要见于精神分裂症。

2.思维内容障碍

(1)妄想：妄想是一种病理性的歪曲信念，具有以下特征：①思维内容与事实不符，没有客观现实基础；②患者对自己的想法深信不疑，不能被事实所纠正，与其所接受的教育和所处的社会文化背景不相称；③妄想内容均涉及患者本人，总是与个人利害有关；④妄想具有个人独特性，不为任何集体所共有。

妄想按其起源与其他心理活动的关系可分为原发性妄想和继发性妄想。

原发性妄想是突然发生的，与患者当时的心理活动和所处环境毫无关系，一旦出现即绝对确信，包括妄想知觉（患者突然对正常知觉体验赋以妄想性释）、妄想心境或妄想气氛（患者感到他所熟悉的环境突然变得使他迷惑不解，而且对他具有特殊意义或不祥预兆，为此而紧张不安）。原发性妄想对诊断精神分裂症具有重要价值。

继发性妄想是指在其他病态体验的基础上产生并发展起来的妄想，可继发于幻觉、情绪、异己体验、智能损害等精神障碍，其内容只是对原发障碍的解释和说明。还有一种特殊形式的妄想叫作感应性妄想，又称分享性妄想，指长期密切地同妄想患者生活在一起，受患者妄想信念的影响力产生同样内容的妄想。虽然妄想程度相当，但一旦分开，常迅速消退。

妄想按照结构划分，可分为系统性妄想和非系统性妄想。系统性妄想是指多个妄想内容之间，或者一个妄想的多种表现之间相互联系、结构严密、逻辑性较强，反之则称为非系统性妄想。

临床上通常按妄想的内容进行归类，常见的有：

①被害妄想：是最常见的妄想。患者无中生有地坚信周围某些人或某些集团对患者进行打击、陷害、谋害、破坏等不利的活动。加害的方式多种多样，可以是施毒、监视、跟踪、搞阴谋、造谣诽谤，或以非人道的方式用患者做试验、控制患者的思想或行为等。患者受妄想的支配可拒食、控告、逃跑，或采取自卫、自伤、伤人等行为。可见于多种精神病。

②关系妄想：患者认为环境中与他无关的事物都与他有关。如认为周围人的谈话是在议论他，别人吐痰是在蔑视他，人们的一举一动都与他有一定关系。常与被害妄想伴随出现，可见于多种精神病。

③物理影响妄想：又称被控制感。患者觉得他自己的思想、情感或意志行为受到某种外界力量，如电波、超声波，或某种先进仪器的控制而不能自主。如患者觉得自己的大脑已被电脑控制，自己已是机器人。此症状是精神分裂症的特征性症状。

④夸大妄想：指自我夸耀和自视过高的妄想，才智、容貌、体力、财富、名誉、权势和血统等都可以是夸大的内容，常因时间、环境、患者的文化水平和经历不同而表现各异。可见于躁狂症和精神分裂症及某些器质性精神病。

⑤非血统妄想：患者坚信父母不是自己的亲生父母。多见于精神分裂症。

⑥罪恶妄想：又称自罪妄想。患者毫无根据地坚信自己犯了严重错误或不可宽恕的罪恶，应受严厉的惩罚，要求劳动改造以赎罪，或坐以待毙，或拒食自杀。主要见于抑郁症，也可见于精神分裂症。

⑦疑病妄想：患者毫无根据地坚信自己患了某种严重躯体疾病或不治之症，因而到处求医，即使通过一系列详细检查和多次反复的医学验证都不能纠正。如认为脑内长有肿瘤，全身各部分均被癌细胞侵犯，心脏已经停止跳动等。严重时患者认为"自己内脏腐烂了""脑子变空了""血液停滞了"，称之为虚无妄想。多见于精神分裂症、更年期及老年期精神障碍。

⑧钟情妄想：患者坚信自己被异性钟情。因此，患者采取相应的行为去追求对方，即使遭到对方严词拒绝，仍毫不置疑，而认为对方在考验自己对爱情的忠诚，仍反复纠缠不休。主要见于精神分裂症、妄想性障碍等。

⑨嫉妒妄想：患者无中生有地坚信自己的配偶对自己不忠实，另有外遇。为此患者跟踪监视配偶的日常活动或截留拆阅别人写给配偶的信件，检查配偶的衣服等日常生活用品，以寻觅私通情人的证据。可见于精神分裂症、妄想性障碍等。

(2)超价观念：超价观念是指在一定的性格基础和强烈的情感色彩基础上，对某些事实做出超乎寻常的评价，并予以坚持而影响行为。超价观念的发生一般有事实依据，多与切身利益有关，若了解患者的生活背景则可以理解。它与妄想的区别在于没有逻辑推理错误，可以被事实纠正，具有社会可接受性，其信念可与其他人所共有。多见于人格障碍或应激相关障碍。

(3)强迫观念：强迫观念或称强迫性思维，指在患者头脑中反复出现某一毫无现实意义的概念或想法，明知没有必要，又无法摆脱，伴有主观的被强迫感觉和痛苦感。强迫性思维可表现为某些想法，反复回忆(强迫性回忆)、反复思索无意义的问题(强迫性穷思竭虑)，脑中总是出现一些对立的思想(强迫性对立思维)，总是怀疑自己的行动是否正确(强迫性怀疑)。强迫性思维常伴有强迫性动作，多见于强迫症。它与强制性思维不同，前者明确是自己的思想，反复出现，内容重复；后者体验到思维是异己的。

三、情感障碍

情感和情绪都是指个体对现实环境和客观事物所产生的内心体验和采取的态度。

(1)情绪：将主要与机体生理活动相联系的，伴有明显自主神经反应的，较初级的内心体验称为情绪。如看精彩表演时产生的愉快感受。持续时间较短，其稳定带有情境性。

(2)情感:把与社会心理活动相联系的高级的内心体验称为情感,如友谊感、审美感、爱感、道德感等。持续时间较长,既有情境性,又有稳固性和长期性。

(3)心境:是影响个体内心体验和行为的持久的情绪状态。

在精神科临床中,患者的情绪障碍和情感障碍常常同时出现,很难细分。因此,临床上情绪和情感经常相互兼用。

在精神疾病中,情感障碍通常表现三种形式,即情感性质的改变、情感波动性的改变及情感协调性的改变。

1.情感性质的障碍　指患者的精神活动中占据明显优势地位的病理性情绪状态,其强度和持续时间与现实环境刺激不相适应。只有在情感反应不能依其处境及心境背景来解释时方可作为精神症状。

(1)情绪高涨:指患者的情绪异常高涨,心境特别愉快。常伴有明显的夸大色彩,常见于躁狂发作、分裂情感性精神障碍、脑器质性疾病。患者表现不易理解、自得其乐的情感高涨状态称为欣快,多见于脑器质性疾病或醉酒状态。

(2)情绪低落:指患者的情绪异常低落,心境抑郁。常常自卑、自责、自罪,甚至自伤、自杀。常伴有思维迟缓、动作减少及某些生理功能的改变,如食欲不振、睡眠障碍、闭经等。情绪低落常见于抑郁发作,也见于分裂症及躯体疾病时的抑郁状态。

(3)焦虑:指在缺乏相应的客观因素情况下,患者出现内心极度不安的期待状态,常伴有自主神经功能失调的表现和运动性不安,严重者可出现惊恐发作。焦虑者伴有严重的运动性不安,如搓手蹬脚,称为激越状态。焦虑症状最常见于各种焦虑障碍,也见于其他精神疾病,如分裂症在幻觉和妄想的基础上也可以出现。

(4)恐惧:指面临不利或危险处境时出现的焦虑反应。恐惧者同时伴有明显的自主神经功能紊乱症状,严重者可出现惊恐发作,恐惧发作常导致抵抗和逃避。恐怖常见于各种恐惧症,也见于其他精神障碍时的幻觉、错觉、妄想状态。

2.情感波动性障碍　指情感始动功能失调,患者表现为易激惹性、情感不稳定、情感淡漠、病理性激情、情感麻木。

(1)易激惹性:指患者的易激惹性情绪/情感反应极易诱发,轻微刺激即可引起强烈的情绪/情感反应,或暴怒发作。常见于疲劳状态、人格障碍、神经症、躁狂症、偏执型精神病、脑器质性精神障碍和躯体疾病伴发的精神障碍。

(2)情感不稳定:指患者的情感稳定性差,喜、怒、哀、愁等极易变化,常常从一个极端波动至另一极端,显得喜怒无常,并且不一定有明确的外界因素。常见于脑器质性精神障碍、癫痫性精神病、酒精中毒、人格障碍。与外界环境有关的轻度的情感不稳定可以是一种性格表现。患者极易伤感多愁,动辄呜咽哭泣,称为情感脆弱,多见于癔症、神经衰弱、抑郁症。

(3)情感淡漠:患者对客观事物和自身情况漠不关心,缺乏应有的内心体验和情感反应,处于无情感状态。常见于精神分裂症。如果患者对客观刺激的情感反应速度明显迟缓、强度明显减低,称为情感迟钝,常见于精神分裂症、躯体疾病伴发的精神障碍、痴呆。

(4)病理性激情:指患者骤然发生的、强烈而短暂的情感爆发状态。常伴有冲动和破坏行为,事后不能完全回忆。见于脑器质性精神障碍、躯体疾病伴发的精神障碍、癫痫、酒精中毒、反应性精神病、智能发育不全伴发的精神障碍、分裂症。

(5)情感麻木:患者因十分强烈的精神刺激所引起的短暂而深度的情感抑制状态。如患者虽然处于极度悲伤或惊恐的境遇中,但缺乏相应的情感体验和表情反应,显得麻木不仁。常见于反应性精神障碍(急性应激障碍)、癔症。

3.情感协调性的障碍 指患者的内心体验与环境刺激和面部表情互不协调,或者其内心体验显得自相矛盾。

(1)情感倒错:指患者的情感反应与环境不刺激相互矛盾,或面部表情与其内心体验不一致。多见于精神分裂症。

(2)情感幼稚:指患者的情感反应退化到童年时代的水平,并容易受直觉和本能活动的影响,缺乏节制。多见于癔症、痴呆。

(3)情感矛盾:指患者在同一时间内体验到两种完全相反的情感,但患者并不感到这两种情感的互相矛盾和对立,也不为此感到苦恼和不安。相反,患者常将此相互矛盾的情感体验同时显露出来,付诸行动。常见于精神分裂症。

四、意志障碍

意志是指人们自觉地确定目标,并克服困难用自己的行动去实现目标的心理过程。意志与认识活动、情感活动及行为紧密相连而又相互影响。认知过程是意志的基础,而人的情感活动则可能成为意志行动的动力或阻力。在意志过程中,受意志支配和控制的行为称作意志行为。常见的意志障碍有以下几种:

1.意志增强 指意志活动增多。在病态情感或妄想的支配下,患者可以持续坚持某些行为,表现出极大的顽固性,例如有嫉妒妄想的患者坚信配偶有外遇,长期对配偶进行跟踪、监视、检查;有疑病妄想的患者到处求医;在夸大妄想的支配下,患者夜以继日地从事无数的发明创造等。

2.意志减退　　指意志活动的减少。患者表现动机不足,常与情感淡漠或情感低落有关,缺乏积极主动性及进取心,对周围一切事物无兴趣以致意志消沉,对今后没有打算,工作学习感到非常吃力,甚至不能工作,整日呆坐或卧床不起,严重时日常生活都懒于料理。患者一般能意识到,但总感到做不了。常与思维迟缓、情感低落同时存在,多见于抑郁症。

3.意志缺乏　　指意志活动缺乏。表现为对任何活动都缺乏动机、要求,生活处于被动状态,处处需要别人督促和管理。严重时本能的要求也没有,行为孤僻、退缩。常伴有思维贫乏和情感淡漠,多见于衰退期精神分裂症及痴呆。

4.矛盾意向　　表现为对同一事物同时出现两种完全相反的意向活动。例如,碰到朋友时,一面想去握手,一面却把手马上缩回来。患者对此不能自觉,也不能意识到它们之间的矛盾性,因而不能自觉地纠正。多见于精神分裂症。

5.意向倒错　　患者的意向要求违背常理,以致某些行动使人难以理解。如患者无明确动机地伤害自己的身体,吃正常人不吃或厌恶的东西,如肥皂、墙皮、烂瓜果等,又称异食症。多见于精神分裂症青春型。

五、注意障碍

注意是精神活动在一段时间内集中地指向于某一事物的过程。注意的指向性表现出人的心理活动具有选择性和保持性。注意的集中性使注意的对象鲜明和清晰。注意过程与感知觉、记忆、思维和意识等活动密切相关。注意有主动注意/随意注意和被动注意/不随意注意。主动注意是有意地去注意某一事物,而被动注意是无意地注意到周围的事物。通常讲的注意是指主动注意。注意障碍通常有以下表现:

1.注意增强　　指患者特别容易为某种事物所吸引或特别注意某些活动。常见于分裂症、躁狂症、疑病症。

2.注意减退　　又称注意涣散,指患者的主动注意减退,注意力不易集中或不能持久。注意力减退多见于神经症、分裂症、儿童多动症、疲劳过度。

3.随境转移　　指患者的被动注意/不随意注意明显增强。表现为注意极易为外界的事物所吸引,并且注意的对象经常变换。主要见于躁狂症。

4.注意范围缩小/狭窄　　指患者的注意集中于某一事物时,就不能再注意其他事物。即主动注意范围缩小,被动注意减弱,患者表现十分迟钝。常见于有意识障碍或智能障碍患者,正常人疲劳时。

5.注意迟钝　　患者的主动注意和被动注意均减弱。外界刺激不易引起患者的注意。常见于衰竭状态和重度脑器质性精神病患者。

六、动作与行为障碍

简单的随意和不随意的运动称为动作。有动机、有目的而进行的复杂随意运动，是一系列动作的有机组合，称为行为。一定的行为反映一定的思想、动机和目的。精神疾病患者由于认知、情感和意志障碍而导致动作及行为的异常称为动作行为障碍或精神运动性障碍。常见的动作行为障碍如下：

1.精神运动性兴奋　指患者的动作和行为明显增加。可分为协调性和不协调性精神运动性兴奋两类。

（1）协调性精神运动性兴奋：指患者动作和行为的增加与其思维、情感活动的内容一致，即与其思维和情感活动的量增加一致。患者的行为是有目的的，可理解的，身体各部分的动作与整个精神活动是协调的，如情绪激动时的兴奋、轻躁狂时的兴奋、焦虑时的坐立不安。

（2）不协调性精神运动兴奋：指患者的动作和行为的增加与其思维、情感活动不一致，表现为动作单调杂乱、无动机、无目的，令人难以理解，或患者的动作行为与其整个精神活动不协调，与其所处的环境也不协调。如分裂症紧张型的紧张性兴奋，青春型的愚蠢行为和装怪相、做鬼脸等。意识障碍时也可出现不协调性兴奋如谵妄状态。

2.精神运动性抑制　指患者的整个精神活动受到抑制，表现为患者的动作、行为明显减少。常见的精神运动性抑制有木僵、蜡样屈曲、缄默症和违拗症。

（1）木僵：指动作行为和言语活动的完全抑制或减少，并经常保持一种固定姿势。严重的木僵称为僵住，患者不言、不动、不食，面部表情固定，大小便潴留，对刺激缺乏反应，如不予治疗，可维持很长时间。轻度木僵称作亚木僵状态，表现为问之不答、唤之不动、表情呆滞，但在无人时能自动进食，能自动大小便。严重的木僵见于精神分裂症，称为紧张性木僵。较轻的木僵可见于严重抑郁症、反应性精神障碍及脑器质性精神障碍。

（2）蜡样屈曲：是在木僵的基础上出现的，患者的肢体任人摆布，即使是不舒服的姿势，也较长时间似蜡塑一样维持不动。如将患者头部抬高似枕着枕头的姿势，患者也不动，可维持很长时间，称之为"空气枕头"。此时患者意识清楚，病好后能回忆。见于精神分裂症紧张型。

（3）缄默症：患者缄默不语，也不回答问题，有时可以手示意。见于癔症及精神分裂症紧张型。

（4）违拗症：患者对于要求他做的动作，不但不执行，而且表现抗拒及相反的行为。若患者的行为反应与医生的要求完全相反时称作主动违拗，例如要求患者张开口时他反而紧闭口。若患者对医生的要求都加以拒绝而不做出行为反应，称作被动违拗。多见于精神分裂症紧张型。

3.其他特殊症状

（1）刻板动作：指患者机械刻板地反复重复某一单调的动作，常与刻板言语同时出现。多见于精神分裂症紧张型。

（2）持续言动：指患者对一个有目的而且已完成的言语或动作进行无意义的重复。多见于器质性精神障碍。

（3）模仿动作：指患者无目的地模仿别人的动作，常与模仿言语同时存在，见于精神分裂症紧张型。

（4）作态：指患者做出古怪的、愚蠢的、幼稚做作的动作、姿势、步态与表情，如做怪相、扮鬼脸等。多见于精神分裂症青春型。

（5）强迫动作：是患者明知不必要，却难于克制而去重复做某个动作，如不重复患者就会产生严重的焦虑不安。强迫动作常由强迫观念引起，强迫动作最常见于强迫症，也见于精神分裂症、抑郁症等精神障碍。

（6）冲动行为：指患者突然产生，通常引起不良后果的行为。常见于人格障碍、精神分裂症、正常人情绪特别激动时。

4.本能行为　人类的本能行为归纳为保存生命的本能和保存种族延续的生理本能两大类。生理本能行为具体表现为安全、饮食、睡眠、性需要等。异常的本能行为有自杀、饮食障碍、睡眠障碍、性功能障碍。

（1）自杀：指保存生命本能的行为障碍。常见的自杀原因有受到外界强大的压力、一时的感情冲动、为了达到某种目的而弄假成真、各种精神疾病，以抑郁症最常见，其次为分裂症。自伤也属于本能行为障碍，指没有死亡动机或没有造成死亡后果的自我伤害的行为，多见于精神发育迟滞、癔症、精神分裂症。

（2）饮食障碍：指维持生命所需物质摄入行为的障碍。

食欲减退：指患者进食数量和次数比平常明显减少的行为。常见于抑郁症，其次为神经性厌食及某些躯体疾病。

食欲亢进：指患者经常暴饮暴食。多见于精神发育迟滞或精神分裂症，也见于躁狂症、癔症等。

拒食：指精神疾病患者因猜疑怕中毒、幻觉、被害妄想、意识模糊及木僵等症状而拒食的行为。

异食症:指嗜食普通人不吃或不常吃的东西的行为。

(3)睡眠障碍:指睡眠和觉醒周期性变化的障碍。

失眠:通常表现为入睡困难、多梦、易醒、早醒等。有些患者虽然睡着过,但却没有睡过的感觉,并出现严重的焦虑,称为主观性失眠。

嗜睡:常由衰弱引起。有些患者表现不可抗拒的进入睡眠状态,但持续时间短暂,较易醒,成为发作性睡眠。

睡行症:又称梦游症,指患者在夜间睡过一阵后起床活动,行为呆板,意识恍惚,问之不答或者含糊回答。活动一阵后患者又会回床上睡,次日不能回忆。多见于儿童和癔症。

(4)性功能障碍:

器质性性功能障碍:性器官及脊髓疾病常引起器质性性功能障碍。

功能性性功能障碍:心理因素、人格障碍、神经症、躁狂症、抑郁症、各种精神疾病引起。

常见的性欲障碍为性欲亢进,性欲减退(阳痿、早泄等),性欲倒错(恋物、露阴、施虐与受虐)等。

七、记忆障碍

1.记忆定义　是贮藏在脑内的信息或经历再现的过程,包括识记、保存、回忆、再认 4 个过程。

(1)记忆的过程

①识记:是记忆过程的开始,指事物通过感知在大脑中留下痕迹的过程。识记好坏取决于意识水平和注意是否集中。

②保存:指把识记了的事物储存在脑内,使信息储存免于消失的过程。保存发生障碍时患者不能建立新的记忆,不能进行学习,遗忘范围与日俱增。

③回忆:指在必须的时候将保存在脑内的痕迹重现出来的过程。如果识记和保存过程都是正常的,回忆很少发生障碍。

④再认:指验证复现的映像是否正确的过程,即原刺激物再现时能认识它是过去已感知过的事物。回忆困难的事物可以被再认。部分或完全失去回忆和再认能力,称为遗忘。

(2)记忆的形式

①即刻记忆:指发生在几秒钟到 1~2min 内的经历的记忆。

②短期记忆:发生在几分钟到 1h 内的经历的记忆。

③近事记忆:指对发生在24～48h的经历的记忆。

④远事记忆:指24～48h以前的经历的记忆。

(3)记忆内容

①感知形象的记忆:即看到或接触到的物体是怎样的。

②词语概念的记忆:即记起学习过的语词和概念是什么意思。

③情绪的记忆:即记起某种事件当时的情绪联系。

④一定的记忆:即记起某个动作或操作应该怎样执行。

记忆的神经生理基础涉及皮质的感觉联络区、颞叶、丘脑和整个大脑皮质。研究发现边缘系统与记忆密切相关,提出"海马—穹窿—乳头体—乳头视丘束—视丘前核—扣带回—海马"的记忆回路。研究还发现近事记忆与远事记忆是由两个系统负责的,记忆回路主要与我们的近事记忆有关,而远事记忆与皮质和皮质下支配记忆活动的神经元有关。当各种刺激进入大脑后会产生两种反应:一是激活已贮藏的记忆,产生与当时情境相应的反应;二是构成新的痕迹联系,建立新的记忆储存起来。

2.记忆障碍

(1)遗忘:指患者部分或完全不能再现以往的经历。

①心因性遗忘:又名界限性遗忘,指患者同以往经历的某一特定时期/阶段有关的记忆丧失。通常这一阶段/时期发生的时间与不愉快的或强烈的恐惧、愤怒、羞耻情景有关,具有高度选择性。多见于癔症。

②器质性遗忘:指患者由于脑部疾病引起的记忆缺失。通常近事遗忘比远事遗忘重。造成器质性遗忘的原因可以是意识障碍造成的识记过程困难,也可以是不能形成持久痕迹的保存过程困难,或是记忆回路受损,或三个过程都受到损害。

③逆行性遗忘:指患者不能回忆脑损伤以前一段时间的经历。多见于脑外伤、脑震荡、急性意识障碍,遗忘持续的时间长短与脑外伤的严重程度成正比。

④顺行性遗忘:指患者对发病后一段时间内发生的事情不能回忆。遗忘是因疾病不能形成持久的痕迹所致。常见于急性器质性脑病,如高热谵妄、癫痫性朦胧、醉酒、脑外伤、脑炎、蛛网膜下腔出血等。

⑤近事遗忘:指患者对新近发生的事情不能回忆再现。

⑥远事遗忘:指患者对过去发生的事情不能回忆再现。

⑦遗忘综合征:又名科萨科夫综合征,指患者同时有定向障碍、虚构和近事遗忘三大特点。下丘脑尤其是乳头体附近的病变产生此综合征。常见于慢性弥漫性脑病患者,如老年性痴呆、麻痹性痴呆、慢性酒精中毒性精神障碍、脑外伤、脑肿瘤等。

（2）记忆错误

①错构：指患者对过去曾经经历的事件在发生地点、时间、情节上出现错误的回忆，但患者仍坚信不疑。多见于脑部器质性疾病、抑郁症等。

②虚构：指患者对自己记忆的缺失部分，以虚构一套事情来填补，其内容常生动、多变，并带有荒诞的色彩，但患者常瞬间即忘。

③似曾相识或旧事如新感：指患者感受从未经历过的事物或进入一个陌生的环境时，有一种早已经历过的熟悉感。指感受早已熟悉的事物或环境时，有一种初次见面的陌生感。这些都是回忆和再认的障碍，常见于癫痫，也见于正常人。

④妄想性回忆。

⑤记忆增强：指患者出现病态的记忆增强，患者对过去很远的、极为细小的事情都能回忆，常包括许多细节。多见于躁狂症、强迫症、偏执性精神病。

根据 Ribot 定律，越是新近识记的事物越是遗忘得快，遗忘的发展总是由近事记忆逐渐发展到远事记忆。

⑥记忆减退：指记忆的四个基本过程普遍减退，临床上较多见。轻者表现为回忆的减弱，如记不住刚见过面的人、刚吃过的饭。严重时远记忆力也减退，如回忆不起个人经历等。可见于较严重的痴呆患者。神经衰弱患者记忆减退都较轻，只是记忆困难。也可见于正常老年人。

八、智能障碍

智能又名智力，指人们认识客观事物并运用知识解决实际问题的能力。这种能力是在实践中发展的，是先天素质、后天实践（社会实践和接受教育）共同作用产生的。

智能包括观察力、记忆力、注意力、思维能力、想象能力等。它涉及感知、记忆、注意和思维等一系列认知过程，并通过上述心理过程表现出来。根据这些表现的能力不同，可将智能分为抽象智能、机械智能和社会智能。抽象智能指理解和运用概念、符号的能力；机械智能指理解、创造和运用机械的能力；社会智能指在人们相互关系和社会实践中采取恰当行为的适应能力。

临床上常常根据个体解决实际问题的能力，运用词汇、数字、符号、图形和非语言性材料构成概念的能力，来测定一个人的智能水平。目前，应用智力测验来评估个体的智能水平。临床上常用的智力测验是 Wechsler 智力测验，简称 WAIS，智力测验的结果用数字表示，称为智商。大多数人的智商值在 90～110，智商高于130 属于高智能，智商低于 70 属于低智能。

正常智能的基础是健全的大脑和合适的学习、实践。因此，智能障碍由脑部的疾病和缺乏学习、实践引起。学习和实践不但包括环境和老师，也包括学习和实践的时期。

智能障碍可分为精神发育迟滞及痴呆两大类型。

1.精神发育迟滞　指先天或围生期或在生长发育成熟以前（18 岁以前），大脑的发育由于各种致病因素，如遗传、感染中毒、头部外伤、内分泌异常或缺氧等因素，使大脑发育不良或受阻，智能发育停留在一个特定的阶段。

2.痴呆　是一种综合征，指大脑发育完全后因疾病等各种因素造成智能的全面衰退，表现为定向、记忆、理解、计算、学习、判断等能力障碍。常见于老年痴呆、脑动脉硬化、帕金森病、麻痹性痴呆、脑炎后遗症等。但没有意识障碍。

根据大脑病理变化的性质和所涉及的范围大小的不同，可分为全面性痴呆及部分性痴呆。

（1）全面性痴呆：大脑的病变主要表现为弥散性器质性损害，智能活动的各个方面均受到损害，从而影响患者全部精神活动，常出现人格的改变，定向力障碍及自知力缺乏。可见于阿尔茨海默病和麻痹性痴呆等。

（2）部分性痴呆：大脑的病变只侵犯脑的局部，如侵犯大脑血管的周围组织，患者只产生记忆力减退，理解力削弱，分析综合困难等，但其人格仍保持良好，定向力完整，有一定的自知力，可见于脑外伤后以及血管性痴呆的早期。但当痴呆严重时，临床上很难区分是全面性还是部分性痴呆。

3.假性痴呆　临床上在强烈的精神创伤后可产生一种类似痴呆的表现，而大脑组织结构无任何器质性损害，称之为假性痴呆。预后较好，可见于癔症及反应性精神障碍。

（1）Ganser 综合征：又称心因性假性痴呆，即对简单问题给予近似而错误的回答，给人以故意做作或开玩笑的感觉。如一位 20 岁的患者，当问到她一只手有几个手指时，答"4 个"，对简单的计算如 2＋3＝4 以近似回答。患者能理解问题的意义，但回答内容不正确。行为方面也可错误，如将钥匙倒过来开门，但对某些复杂问题反而能正确解决，如能下象棋、打牌，一般生活问题都能解决。

（2）童样痴呆：以行为幼稚、模拟幼儿的言行为特征。即成人患者表现为类似一般儿童稚气的样子，学着幼童讲话的声调，自称自己才 3 岁，逢人就称阿姨、叔叔。

（3）抑郁性假性痴呆：指严重的抑郁症患者在精神运动性抑制的情况下，出现认知能力的降低，表现为痴呆早期的症状，如计算能力、记忆力、理解判断能力下降，缺乏主动性。但患者有抑郁的体验可予鉴别。抑郁消失后智能完全恢复。

九、意识障碍

在临床医学上,意识是指患者对周围环境及自身能正确认识和反应的能力。意识涉及水平、注意、感知、思维、情感、记忆、定向行为等心理活动/精神功能,是人们智慧活动、随思动作和意志行为的基础。大脑皮质及网状上行激活系统的兴奋性对维持意识起着重要作用。

意识障碍指意识清晰度下降、意识范围改变及意识内容的变化。意识障碍是脑功能的抑制造成的。意识障碍时许多精神活动都受到影响,表现为感觉阈值升高,感知清晰度下降、不完全,甚至完全不能感知;主动注意减退,注意集中困难,或不能集中注意;思维能力下降,难于形成新的概念,思维联想松散,思维缓慢,内容含糊,抽象思维和有目的思维困难;情感反应迟钝、茫然;记忆减退,常有遗忘;行为和动作迟缓,缺乏目的性和连贯性;定向障碍,受累顺序为时间、地点、人物。定向障碍是临床上判断患者有无意识障碍的重要标志。

临床上常见的意识障碍有嗜睡、昏睡、昏迷、意识混浊、谵妄、朦胧状态、梦样状态。

1.嗜睡　指患者的意识水平下降,如不给予刺激,患者昏昏入睡,但呼叫或推醒后能够简单应答,停止刺激后患者又进入睡眠。此时,患者的吞咽、瞳孔、角膜反射存在。见于功能性及脑器质性疾病。

2.昏睡　指患者意识水平更低,对周围环境意识及自我意识均丧失,但强烈刺激下患者可有简单活动及轻度反应。此时角膜、睫毛等反射减弱,对光反射、吞咽反射仍存在,深反射亢进,病理反射阳性。可出现不自主运动及震颤。

3.昏迷　指患者意识完全丧失,对外界刺激没有反应,随意运动消失。此时,吞咽、角膜、咳嗽、括约肌、腱反射,甚至对光反射均消失,可引出病理反射。多见于严重的脑部疾病及躯体疾病的垂危期。

4.意识混浊　指患者的意识清晰度受损,表现似醒非醒,缺乏主动,强烈刺激能引起反应,但患者的反应迟钝,回答问题简单,语音低而慢,有时间、地点、人物的定向障碍。此时吞咽、角膜、对光反射尚存在,也可出现原始动作如舔唇、伸舌、强握、吸吮和病理反射等。多见于躯体疾病所致精神障碍。

5.谵妄　在意识清晰度降低的同时,出现大量的错觉、幻觉,以幻视多见,视幻觉及视错觉的内容多为生动而鲜明的形象性的情境,如见到昆虫、猛兽等。有的内容具有恐怖性,患者常产生紧张、恐惧情绪反应,出现不协调性精神运动性兴奋。思维不连贯,理解困难,有时出现片断妄想。患者的定向力全部或部分丧失,多数患者表现自我定向力保存而周围环境定向力丧失。谵妄状态往往夜间加重,昼轻夜重。持续数小时至数日,意识恢复后可有部分遗忘或全部遗忘。以躯体疾病所致精神障碍及中毒所致精神障碍较多见。

6.朦胧状态　指患者的意识范围缩窄,同时伴有意识清晰度的降低。患者在狭窄的意识范围内,可有相对正常的感知觉,以及协调连贯的复杂行为,但除此范围以外的事物都不能进行正确感知判断。表现为联想困难,表情呆板或迷惘,也可表现为焦虑或欣快的情绪,有定向障碍,片断的幻觉、错觉、妄想以及相应的行为。常忽然发生,突然中止,反复发作,持续数分钟至数小时,事后遗忘或部分遗忘。多见于癫痫性精神障碍、脑外伤、脑缺氧及癔症。

7.梦样状态　指在意识清晰程度降低的同时伴有梦样体验。患者完全沉湎于幻觉幻想中,与外界失去联系,但外表好像清醒。对其幻觉内容过后并不完全遗忘。持续数日或数月。

十、定向力障碍

定向力指一个人对时间、地点、人物以及自身状态的认识能力,前者称为对周围环境的定向力,后者称为自我定向力。时间定向包括对当时所处时间的认识;地点定向或空间定向是指对所处地点的认识;人物定向是指辨认周围环境中人物的身份及其与患者的关系;自我定向包括对自己姓名、性别、年龄及职业等状况的认识。对环境或自身状况的认识能力丧失或认识错误即称为定向障碍。定向力障碍多见于症状性精神病及脑器质性精神病伴有意识障碍时。定向力障碍是意识障碍的一个重要标志,但有定向力障碍不一定有意识障碍,例如酒中毒性脑病患者可以出现定向力障碍,而没有意识障碍。

双重定向,即对周围环境的时间、地点、人物出现双重体验,其中一种体验是正确的,而另外一种体验与妄想有关,是妄想性的判断或解释。如一患者将医院认为又是医院又是监狱,或认为这里表面上是医院而实际上是监狱等。常见于感染中毒性精神障碍和癫痫性精神障碍。

十一、自我意识障碍

自我意识或称自我体验,指个体对自身精神状况和躯体状况的认知。每个人都意识到自己的存在,是一个独立的个体。自己的精神活动完全由自己控制,并为自己所认识。过去的我和现在的我是相互联系的同一个体。常见的自我意识障碍有:人格解体、双重人格、自我界限障碍、自知力缺乏。

1.人格解体　指患者感到自身已有特殊的改变,甚至已不存在了。患者感到世界正在变得不真实或不存在,称为现实解体或非现实感。有的患者感到自己丧失与他人的情感共鸣,不能产生正常的情绪或感受。多见于抑郁症,也见于分裂症和神经症。

2.双重人格　指患者在不同的时间体验到两种完全不同的心理活动,有着两种截然不同的精神生活,是自我单一性障碍。常见于癔症、精神分裂症。

3.自我界限障碍　指患者不能将自我与周围世界区别开来,因而感到精神活动不再为自己所有,自己的思维即使不说出来,他人也会知道,称为思维被洞悉感或思维播散。自己的思维、情感、意志、冲动和行为不是自己的,而由他人或某种仪器所操纵或强加控制,称为被控制感。是分裂症的特征性症状。自我界限障碍偶见于癫痫及其他精神障碍。

十二、自知力缺乏

自知力又称领悟力或内省力,是指患者对自己精神疾病的认识和判断能力。自知力缺乏是精神病特有的表现。精神病患者一般均有不同程度的自知力缺失,他们不认为自己有病,更不承认有精神病,因而拒绝治疗。有的患者在患病初期尚有自知力,随病情加重逐渐丧失。经过治疗,病情好转后患者的自知力恢复。临床上将有无自知力及自知力恢复的程度作为判定病情轻重和疾病好转程度的重要指标。自知力完整是精神病病情痊愈的重要指标之一。

对自知力的判断包含 3 个层次:①自我认识,感到自己跟以前不一样了,或者跟周围大多数人不一样了。②归因,认识到这种不一样是由于患精神疾病的结果,而不是身体不适或者环境所致。③对治疗的态度,认识到这种疾病状态需要治疗,而不是通过休息、改变膳食或者改变环境就能奏效。所以,在临床工作中,要想达到"临床痊愈",就要尽可能帮助患者达到以上的 3 个层次,才可以称为"自知力完整",否则,只能是好转。自知力不完整,势必会给今后的病情复发留下隐患。

第二节　常见精神障碍综合征

精神疾病的症状常常不是孤立存在的,而是相互联系的,以一组症状组合成某些综合征或症候群同时出现。这些状态对诊断多无特异性,同一状态可见于不同病因所致的疾病。在诊断尚未明确时,以某种状态来描述患者症状的主要特点,有助于诊断的深入探讨。常见的精神状态综合征有:

1.幻觉妄想综合征　以幻觉为主,在幻觉的基础上产生妄想,如被害妄想、物理影响妄想等。本综合征的特点是幻觉和妄想密切结合,互相补充,互相影响。通常妄想没有系统性。多见于分裂症、某些器质性精神障碍以及其他精神障碍。

2.精神自动症综合征　本征在意识清晰状态下出现假性幻觉、被控制感、被揭露感、强制性思维及系统化的被害妄想、影响妄想等,患者的突出体验是异己感,可有思维插入、思维被广播等被动体验。见于精神分裂症偏执型。

3.紧张综合征　以全身肌肉张力增高得名,包括紧张性木僵和紧张性兴奋两种状态。本征表现为木僵、违拗、被动服从、蜡样屈曲、作态,以及刻板言语、刻板动作等,有时又表现为突发的兴奋、冲动行为。见于精神分裂症紧张型。

4.Korsakoff综合征(科萨科夫综合征)　又称遗忘综合征,以近事遗忘、虚构和定向障碍为特征。狭义指维生素B缺乏所致,广义指各种因素所致的类似维生素B缺乏的一组患者。遗忘是Korsakoff综合征最突出和最严重的症状,包括顺行性遗忘和逆行性遗忘。患者常伴有人格改变,表现为表情冷漠、缺乏主动性。通常患者意识清晰,但学习新知识的能力下降。多见于酒精中毒性精神障碍、颅脑损伤所致精神障碍、脑动脉硬化、脑肿瘤(尤其是中脑和间脑)、某些感染性疾病、中毒性疾病、内分泌疾病。

5.急性脑病综合征　以各种意识障碍为主要临床表现,起病急,症状鲜明,持续时间较短。可伴有急性精神病表现,如不协调性精神运动性兴奋、紧张综合征、类躁狂表现、抑郁状态等。多继发于急性器质性疾病或急性应激状态。

6.慢性脑病综合征　以痴呆为主要表现,伴慢性精神病症状如抑郁状态、类躁狂状态、类精神分裂症状态,以及明显的人格改变和遗忘综合征。通常不伴有意识障碍。常常由慢性器质性疾病引起,也可以是急性脑病综合征迁延而来。

7.神经衰弱综合征　又名脑衰弱综合征。患者主要表现为容易感到疲劳、虚弱、思维迟缓、注意力不集中、情绪不稳定、情感脆弱,并常常伴有头痛、头晕、感觉过敏、出虚汗、心悸、睡眠障碍等。常见于器质性疾病的初期、恢复期或慢性器质性疾病的过程中。

8.缩阳综合征　这是一种急性焦虑反应,患者极度害怕自己的阴茎缩小,甚至缩至腹内,以致死亡。女性患者如出现类似综合征,表现为害怕乳房及阴唇缩小,称为缩阴综合征。这是一种心因性障碍,系文化、社会、心理因素和病前人格综合作用的结果。本综合征偶见于抑郁症和苯丙胺中毒时。

9.Capgras综合征　又名易人综合征、替身综合征,指患者认为他周围某个非常熟悉的人是其他人的化身。Capgras综合征并非感知障碍,患者认为周围人的外形并无改变或稍有改变。本综合征的实质是替身妄想。通常替身的对象是患者关系密切的亲人；也可以泛化，但仍仅限于患者日常接触的人员。患者认为原型和替身同时存在，只是目前的对象是替身。患者心目中被替身的原型的形象受到破坏，多数患者认为替身的目的是要欺骗自己或迫害自己。多见于精神分裂症（偏执型为主），偶见于癫痫、癔症。

10.Cotard 综合征　指患者有虚无妄想或否定妄想。患者认为身体内部的器官和外部现实世界都发生了变化，感到自己是一个没有五脏六腑的空虚躯壳，或者自己已不复存在了。伴随症状可有痛觉缺失、体感异常、疑病妄想、人格解体、缄默、自残冲动、自杀意念、错觉、幻觉等。多见于抑郁状态，尤其伴有激越性症状的抑郁症。患者多为中老年人，女性多见，年轻患者少见。也见于精神分裂症、老年痴呆、癫痫、脑炎、顶叶病变等。

11.Ganser 综合征　患者回答问题时表现出能理解问题，但作近似而不正确的回答，常伴有时间、地点和人物的定向障碍。

第三章　脑器质性精神障碍的诊疗与护理

第一节　痴呆

痴呆是一组进行性的、以多种神经精神功能障碍为特点的临床综合征。

随着病情的发生发展，患者会出现以下改变：记忆障碍、语言障碍、定向力障碍、人格改变、日常生活能力困难、自我忽视、精神症状（如淡漠、抑郁或精神病性症状）以及行为异常（如激越、睡眠异常或性行为脱抑制）。很多痴呆患者仍能保留一定的功能。

在住院患者中，请求精神（心理）科会诊的常见原因是与谵妄相关的行为紊乱。与其他常见原因所导致的谵妄患者相比，痴呆患者更容易出现急性脑病综合征。就是说，痴呆患者更可能因为较轻的全身疾病如泌尿系感染、肺部感染甚至制动就出现谵妄。因此，对于临床谵妄的患者，高度警惕他们是否同时合并痴呆非常重要。

仅仅因为认知功能障碍请求精神（心理）科会诊的情况较少见。而另一个请求精神（心理）科会诊的原因是与痴呆相关的抑郁症状。对于精神科医生来说，仔细区分抑郁症状究竟是痴呆的原因、是与痴呆合并出现的问题还是痴呆所导致的抑郁是非常有价值的，当然这也是有一定困难的。进行鉴别诊断思考时，需要详细了解患者病史，如既往有无精神疾病史、有无抑郁发作史，出现抑郁和认知功能障碍的时间关系等。

其他一些医疗问题也促使临床医生要考虑患者是否存在痴呆。如患者忘记是否吃药导致无法遵从医嘱；患者因为忘记关火或者电源导致意外烫伤；患者无法适应住院的陌生环境而出现焦虑、烦躁不安、激越或偏执症状等。后者往往是因为，在痴呆早、中期的认知功能障碍并不明显妨碍患者应付熟悉的环境，而当他们住院时对环境不熟悉、由不熟悉的护理人员照顾、生活上与家里的作息时间也不一致等情况下，他们的应对机制不能正常发挥作用。

一、诊断标准

ICD-10 关于痴呆的诊断要点如下：诊断痴呆的基本条件是存在足以妨碍个人日常生活的记忆和思维减退。典型的记忆损害影响新信息的识记、储存和再现，以前学过和熟悉的资料也可能会丢失，但这种情况尤见于痴呆晚期。痴呆不仅仅是记忆障碍，还有思维和推理能力损害以及观念的减少；信息摄入过程受损，使患者逐渐感到难以同时注意一个以上的刺激，例如参加几个人的交谈，以及将注意的焦点从一个话题转移到另一个话题。如果痴呆是唯一的诊断，则需提供意识清晰的证据。然而，谵妄附加痴呆的双重诊断也很常见。上述症状和功能损害至少肯定存在 6 个月或以上，方可确定痴呆的临床诊断。

（一）阿尔茨海默病

以下是临床确诊的基本条件。

（1）存在如上所描述的痴呆。

（2）隐匿起病，缓慢退化，通常难以指明起病的时间，但他人会突然觉察到症状的存在。疾病进展过程中会出现明显的平台期。

（3）无临床依据或特殊检查的结果能够提示精神障碍是由其他可引起痴呆的全身疾病或脑的疾病所致（如甲状腺功能低下、高血钙、维生素 B_{12} 缺乏、烟酸缺乏、神经梅毒、正常压力脑积水或硬膜下血肿）。

（4）缺乏突然性、卒中样发作。在疾病早期无局灶性神经系统损害的体征如轻瘫、感觉丧失、视野缺损及运动协调不良（这些症状会在疾病的晚期出现）。

（二）血管性痴呆

诊断的前提是存在如上所述的痴呆；特征有认知功能的损害往往不均衡；可能有记忆丧失、智能损害及局灶性神经系统损害的体征；自知力和判断力保持较好；突然起病或呈阶梯性退化。局灶性神经系统症状和体征加大诊断的可能性。但某些病例只有通过神经影像学或实施神经病理学检查才能确诊。

其他特征包括：高血压、颈动脉杂音、伴短暂抑郁心境的情绪不稳、哭泣或爆发性大笑、短暂意识混浊或谵妄发作、因梗死而加剧的认知损害等；人格相对保持完整，部分患者的人格改变多见淡漠、缺乏控制力或原有人格特点如自我中心、偏执或易激惹更加突出。

（三）可在他处归类的其他疾病引起的痴呆

多种疾病可导致痴呆，如颅内局灶病变、创伤性疾病、感染性疾病、内分泌疾病、营养和代谢性疾病以及自身免疫性疾病等。此外主要累及脑部组织的疾病也包含于此，如额颞叶痴呆、路易体痴呆、帕金森病所致痴呆、克-雅病性痴呆、亨廷顿病性痴呆等。

　　额颞叶痴呆包含了一组以额颞叶萎缩为特征的痴呆综合征,常见有匹克病、额叶痴呆和原发性进行性失语。通常于 40～70 岁起病。与其他类型的痴呆早期出现认知功能障碍不同,这类痴呆患者明显的人格和行为改变如行为幼稚,无自制力,说谎、嗜酒、懒惰、无礼貌、好恶作剧、冲动、易激惹、漫游、判断理解力差、偷窃、性行为脱抑制等比记忆障碍出现得更早也更显著。部分患者首发症状可为社交退缩、缺乏主动性或抑郁情绪。

　　路易体痴呆(DLB)是一组在临床和病理上可能重叠于帕金森病和阿尔茨海默病之间的神经系统变性疾病所致的痴呆,患者以发作性谵妄和波动性认知功能障碍、突出的精神症状(尤其是视幻觉)、锥体外系症状(帕金森症)为临床特点。以路易体为其病理特征。

　　根据国际路易体痴呆工作组 1996 年的报告,临床诊断路易体痴呆需要满足以下条件:

　　(1)必备的条件是进行性认知功能下降,足以影响正常社会和职业功能。疾病早期可以不出现突出而持久的记忆障碍,但随病程进展一般会出现上述障碍。

　　(2)临床很可能为路易体痴呆需要具备以下 2 项或 2 项以上,临床可能为路易体痴呆需要具备以下 1 项。

　　①认知功能障碍波动,尤以注意力和警觉障碍明显。

　　②反复出现视幻觉,典型表现为成形的、生动的视幻觉。

　　③自发的帕金森症。

　　(3)支持诊断的特点:

　　①反复跌倒发作。

　　②晕厥。

　　③短暂意识丧失。

　　④对神经阻滞剂耐受性差。

　　⑤系统化妄想。

　　⑥其他形式的幻觉。

　　(4)不支持诊断的特点:

　　①提示脑卒中的神经系统症状、体征或影像学改变。

　　②提示其他足以引起痴呆综合征的系统性或脑部疾病。

(四)非特异性痴呆

当满足痴呆的一般性诊断标准但又无法确定为哪一型时,使用本诊断。

二、鉴别诊断

临床评定痴呆患者的一个重要目标是寻找引起痴呆的原因。尽管临床上仅有10％的痴呆是可逆的,但如果我们一旦发现这些可逆性原因并针对疾病进行适当的治疗,就可以大大改善患者的生活质量和病程,因此,我们在进行诊断时需要进行全面检查。

1.痴呆的常见原因　尽管很多疾病可以导致痴呆,但阿尔茨海默病是痴呆的最常见原因。其次是多发梗死性痴呆。最近几年,路易小体痴呆作为一个疾病实体,而非并发于阿尔茨海默病和帕金森病的疾病,越来越被国内外医生所认识。西方国家的研究认为,路易小体痴呆是痴呆的一个常见原因,国内关于这方面的报道还不多。其他原因导致的痴呆较为少见。

2.可治性原因导致的痴呆　可治性原因所致痴呆,包括正常颅压脑积水、颅内占位性病变、维生素 B_{12} 缺乏、甲状腺功能减低以及神经梅毒,均罕见。但是,需要做出正确、及时的诊断非常重要,因为针对性的治疗可以停止或逆转认知功能的恶化。

3.引起痴呆的其他重要原因　亨廷顿病导致的痴呆,一旦确诊,将为患者及其家属的遗传咨询提供资料。克-雅病性痴呆和艾滋病痴呆综合征的确诊,可以帮助防止疾病的传播;通过抗病毒治疗还可以改善艾滋病痴呆综合征的预后。进行性多灶性白质脑病提示了自身免疫受到抑制,原因可能是人免疫缺陷病毒(HIV)感染、淋巴瘤、白血病或其他疾病。

4.有争议的引起痴呆的原因　某些原因并不直接引起痴呆。例如,是否存在原发性酒精性痴呆就存在争议,因为这类患者引起痴呆的更直接原因可能是头部外伤和营养缺乏。

5.假性痴呆　在疑有痴呆,需要进一步评估的患者中,15％是假性痴呆,如抑郁症。药物中毒,可以是痴呆的一个原因,但药物中毒更容易引起急性意识障碍。

三、治疗原则

对痴呆患者的治疗包括三个部分:内科和外科手术治疗、行为治疗和药物治疗。

1.内科和外科手术治疗

(1)发现可以治疗的、导致痴呆的内科疾病或外科疾病非常重要。一旦发现,就要给予积极的干预和治疗。

(2)减少可能影响认知功能药物的剂量。例如,对于帕金森病患者来说,当其存在因使用多巴胺激动剂所导致的精神病性症状时,需要调整剂量来减轻精神病性症状;而对于苯二氮䓬类药物所致的记忆障碍,减药是必要的。减药应不要太突然,以避免撤药综合征。

(3)有些痴呆可以通过手术得以缓解,例如正常颅压脑积水,同样,对额叶存在硬膜下血肿的患者进行引流可有效地改善其认知和行为症状。

2.痴呆患者的管理和监护

(1)激越和攻击性:

①首先进行仔细的医学评估,了解可能导致上述行为的躯体情况并予以相应治疗。

②对患者的其他总体情况进行评估。

例如,饥饿或睡眠剥夺,人际或情绪的应激,居住环境、照料者、室友的改变,经历挫折、孤独或过度刺激可诱发激越。因此,关注患者未被满足的需要,提供保证,将患者的活动进行调整以适应患者目前的状态可能会解决上述问题。

(2)跌倒:

①在可能的情况下停用可能与跌倒有关的药物,例如中枢神经系统镇静药、有心血管不良反应的药物(尤其是直立性低血压)。

②如果患者存在步态障碍,就要考虑使用手杖,除非患者有禁忌证(例如用手杖攻击他人)。

③对于跌倒高风险的患者来说,患者行走时需要更为严密的监护。

(3)外出:

①告知患者家属,患者在病程中可能出现徘徊,并因此离家,而上述行为是危险的。

②为患者提供足够的监护可以避免患者徘徊,但由于散步有利于帮助患者锻炼、维持适当水平的刺激,因此也不要对徘徊进行不必要的干涉。为患者提供足够大、安全的区域进行徘徊是最理想的状态。

③药物治疗很少对徘徊有效,除非这种徘徊是躁狂所致。

④为防止患者走失,患者应当随身携带身份识别信息,例如,将患者的姓名及联系方式缝在衣服上,让患者带上有身份识别信息的腕带等。

应当根据患者的认知功能损害情况、居家环境等因素来决定患者的监护水平。例如,有显著认知障碍的患者独自在家就不安全,因为他可能不能正确服药、不能处理家中的突发情况、采用危险的方式使用家中的设备(如使用火炉)。在这种情况下,就应当增加患者的监护水平。

3.药物治疗 对于痴呆患者进行药物治疗通常有两个目标:针对认知功能减

退和疾病所致的精神行为异常。

(1)针对认知功能减退的治疗：

①多奈哌齐：建议最初 4～6 周服用 5mg/d，然后加量至 10mg/d，在晚上睡觉前服用，以减少胃肠道的不适，但对失眠的患者则建议白天服药。对于衰弱或对药物不良反应非常敏感的个体，可考虑剂量从 2.5mg/d 起始。多奈哌齐的最低有效剂量是 5mg/d。

②卡巴拉汀：推荐起始剂量是每日 2 次，每次 1.5mg；如对这个剂量水平耐受性良好，可考虑于 4 周后增加剂量。推荐的最大剂量是 2 次/日，每次 6mg（每天 12mg）。卡巴拉汀的最低有效剂量是 6mg/d。

③对于中重度阿尔茨海默病患者，可考虑使用美金刚治疗。美金刚的起始剂量为 5mg/d，服 1 周；第 2 周增加为 10mg/d，每日 2 次分服；第 3 周增加为 15mg/d，每日 2 次分服；直到第四周达到目标剂量 10mg/d，每日 2 次分服。由于美金刚主要通过肾脏代谢，当患者肾功能不良时，要考虑减少药物剂量（如 10mg/d）。

④无论是使用胆碱酯酶抑制剂还是美金刚进行治疗，在与患者及家属讨论治疗方案时，要让他们对药物的疗效和潜在的不良反应有一个现实的期待。对患者应进行定期随访，至少安排患者每 3～6 个月进行常规随访一次，并对患者进行量表评定，如简易智能状态测查，以了解治疗效果和疾病的进展过程。

(2)针对精神行为症状的治疗：对于通过纠正全身情况和行为干预仍不能改善的精神行为症状，有时药物治疗是有效的。但是，有些精神行为症状药物治疗的效果并不好。例如阿尔茨海默病患者常见的运动性不安和徘徊，对药物并没有反应；而抗精神病药物的不良反应反而会使问题复杂化。一些其他症状，如视幻觉和妄想，对患者没有明显的影响，也不对自己和他人构成危险，就不需要药物治疗。在处理痴呆患者的精神病性症状、抑郁、激越时，如果必须使用药物，需要遵循老年药理学的黄金准则："低剂量起始，缓慢加量，一旦没有必要就要考虑停药"。

①精神病性症状：在治疗痴呆患者的精神行为异常时，最开始应仔细寻找导致上述异常的促发因素（如躯体疾病），如果可能，考虑使用非药物治疗。抗精神病药物仅适用于中重度的精神行为异常，导致护理出现明显困难、对自己或他人有危险时，其他治疗（包括非药物治疗和胆碱酯酶抑制剂治疗）无效或其他治疗不适用时。在仔细评估用药的风险、并取得患者家属的知情同意后，可适用小剂量的非典型抗精神病药。非典型抗精神病药的不良反应比传统抗精神病药更少，脑卒中和增加死亡率的风险也并不比传统抗精神病药高。

幻觉（通常是视幻觉）、妄想常见于阿尔茨海默病患者，但也可见于其他类型的痴呆。对上述症状的一线药物治疗是非典型抗精神病药，首选口服药物，尽管紧急情况或患者不能经口进食时也需要选择肌内注射。推荐药物从低剂量起始,例如0.25～0.5mg/d氟哌啶醇,0.25～1.0mg/d利培酮,1.25～5.0mg/d奥氮平,12.5～50mg/d喹硫平,12.5mg/d氯氮平。根据患者的靶症状对治疗的反应调整药物剂量,对于痴呆患者,上述药物常用的最大剂量为氟哌啶醇2mg/d,利培酮1.5～2mg/d,奥氮平10mg/d,喹硫平200～300mg/d,氯氮平75～100mg/d。对于路易体痴呆、帕金森病所致痴呆患者,对这些药物的椎体外系不良反应极为敏感,因此使用上述药物需要非常小心。

有时,药物的不良反应可能对某些患者有益。例如,镇静效果强的药物如果在夜间入睡前使用,有助于帮助伴有失眠、精神病性症状和激越的患者入睡。抗精神病药物通常在夜晚使用,这样血药浓度在夜间达到高峰,促进痴呆患者的睡眠,并帮助控制夜间达到高峰的行为症状(日落现象)。

此外,应为患者安排规律的随访,定期评估并修订治疗计划,包括修改药物剂量、换药或停药。对于与治疗开始时症状严重的患者相比,治疗开始时症状较轻的患者更容易停用抗精神病药。

②激越:激越可能以运动性不安、言语攻击、躯体攻击的形式表现出来。多种药物可能对控制激越有效,如抗精神病药、苯二氮䓬类药物、β受体阻断剂、情感稳定剂等。

抗精神病药是最常使用的药物,推荐使用剂量与治疗精神病性症状相同。需要定期评估是否需要继续使用上述药物,因为随着病程的进展,患者的靶症状有可能已经缓解,而这个人群最容易发生迟发性运动障碍。

苯二氮䓬类药物也常用于治疗痴呆相关的激越,尤其当患者焦虑较为突出时。应避免长期使用此类药物,但对于只是偶然发生激越或为了特殊检查需要镇静的患者,可考虑必要时使用上述药物。由于药物可能导致脱抑制、恶化靶行为、过度镇静、跌倒、谵妄,因此应将该药的使用控制在最低剂量,如劳拉西泮1～3mg/d(或等效的其他苯二氮䓬类药物)。

有很多病例报告提示,曲唑酮可改善激越患者的行为症状。这种改善通常只是轻度的,但能非常有效地改善夜间失眠。起始剂量为25～50mg/d。

③抑郁:应当评估痴呆患者的抑郁症状并予以积极的治疗。如果不清楚认知功能症状在多大程度上与情绪有关,要考虑使用抗抑郁药进行治疗试验。抗抑郁药的选择主要基于对药物不良反应的考虑,可考虑使用5-羟色胺再摄取抑制剂,如氟西汀、舍曲林、帕罗西汀和西肽普兰。避免使用三环类抗抑郁药。

第二节　谵妄

谵妄又名急性脑病综合征,是一种病因非特异的综合征,其特征是急性发生的意识清晰程度降低,注意、知觉、思维、记忆、精神运动行为、情绪和睡眠觉醒周期发生改变的功能紊乱。可发生于任何年龄,但以老年患者,尤其住院患者更为多见。谵妄状态通常病程短暂,严重程度有波动,多数患者在 4 周或更短的时间内恢复,但病程持续达 6 个月的持续性谵妄并不少见。谵妄往往起病迅速,病情明显波动,临床表现多种多样,严重程度可从轻微到极为严重差别很大。

越来越多的临床研究发现,谵妄可导致患者住院时间延长、原有认知功能障碍加重、丧失自我照顾能力而需要人员照顾或入住护理机构、患者死亡率增加,从而增加患者的医疗花费和社会负担。临床医生对谵妄知识的深入了解,有助于早期对可校正的危险因素进行干预,并在急性期给予更好的治疗,从而整体改善老年患者的预后。

谵妄在老年住院患者中非常常见,根据住院患者的特征不同、医院类型不同以及使用的检测工具敏感性不同,不同研究方法所报道的谵妄发生率存在一定差别。据国外文献报道,老年患者在入院时谵妄的发生率为 14%～24%,在综合医院住院过程中,综合医院患者人群的发生率为 6%～56%。对于术后患者,谵妄的发生率为 15%～53%,重症监护病房(ICU)高达 70%～87%,而终末期患者则可以高达 84%。在已有的研究中,谵妄患者的死亡率为 22%～76%,说明谵妄患者的死亡率很高。

一、诊断标准

1.诊断要点　现有的 ICD-10 标准对谵妄的诊断要点描述如下。

为明确诊断,应或轻或重地存在下列每一方面的症状。

(1)意识和注意损害(从混浊到昏迷,注意的指向、集中、持续和转移能力均降低)。

(2)认知功能的全面紊乱:知觉歪曲、错觉和幻觉(多为幻视);抽象思维和理解能力损害,可伴有短暂的妄想;但典型者往往伴有某种程度的言语不连贯;即刻回忆和近记忆受损,但远记忆相对完好,时间定向障碍,较严重患者还可出现地点和人物定向障碍。

(3)精神运动紊乱:活动减少或过多,并且不可预测地从一个极端转变成另一个极端;反应时间增加;语流加速或减慢;惊跳反应增强。

（4）睡眠—觉醒周期紊乱：失眠，严重者完全不眠，或睡眠-觉醒周期颠倒；昼间困倦；夜间症状加重；恶梦或梦魇，其内容可作为幻觉持续至觉醒后。

（5）情绪紊乱：如抑郁、焦虑或恐惧、易激惹、欣快、淡漠或惊奇困惑。

2.谵妄的易感因素和诱发因素　谵妄是一个多病因疾病，易感人群（具有一个易感因素）在诱发因素的作用下，通过复杂的交互作用而导致谵妄发生、发展。

谵妄的易感因素包括：

（1）人口学因素：年龄≥65 岁，男性更为易感。

（2）认知功能状态：包括痴呆、认知功能障碍和抑郁症。

（3）患者的功能状态：包括功能不全、需要他人照顾，制动，活动少，跌倒史。

（4）感觉障碍：如视力障碍、听力障碍。

（5）经口摄入减少：从而导致脱水、营养缺乏。

（6）药物：使用多种精神活性药物，酒精滥用。

（7）合并疾病：包括患有严重疾病，同时存在多种疾病，慢性肾脏或肝脏功能不全，脑卒中史，神经系统疾病，代谢紊乱，骨折或外伤，终末期疾病。

（8）免疫缺陷病毒感染。

谵妄的诱发因素包括药物、神经系统疾病、全身系统疾病、外科手术、环境因素和睡眠剥夺等。可诱发谵妄的药物包括镇静安眠药、麻醉药、抗胆碱能药物、使用多种药物治疗、酒精或成瘾性药物的戒断反应等。对于某些药物，如利多卡因，与谵妄、脑病的关系非常清楚，且有剂量-效应关系；而某些药物，如抗生素，只在患者已有易感因素的情况下，才会诱发谵妄。

二、治疗原则

1.谵妄的预防　预防谵妄是减少谵妄发生及其并发症的最有效手段。目前的研究提示，通过多种途径减少谵妄的危险因素，能有效预防谵妄（表 3-1）。

表 3-1　可干预的危险因素和干预措施

危险因素	干预措施
认知功能障碍	定向方案：使用名牌告知医务人员的姓名、每天的日程安排，与患者交流，为其提供周围环境的定向资料 治疗活动方案：所有患者每天干预 1 次；对于 MMSE<20 分的患者或定向力得分<8 分的患者，每日进行 3 次认知刺激活动（例如，讨论目前发生的事件，结构化地回忆或单词游戏）

危险因素	干预措施
视力障碍	视力方案:双眼近视力测试＜20/70 的患者,每日强化使用视力辅助设施(如眼镜或放大镜)和适应性工具(如大号字体的电话键盘、大号字体的书籍、呼叫铃上使用荧光标签)
听力障碍	听力方案:在耳语试验中,12 个单词只能听清 6 个的患者,给予便携式助听设施,行耵聍嵌塞取出术,日常加强交流
脱水	脱水方案:血中尿素氮与肌酐的比值大于≥18 的患者,需早期识别脱水、补充容量(即鼓励多喝水)
睡眠剥夺	非药物治疗方案:所有患者需要每日干预一次睡觉前的热饮料(牛奶或药茶)、放松音乐、后背按摩 睡眠促进方案:所有患者需降低病房噪声,调整作息时间(如调整用药和治疗、操作时间)
卧床少动	早期活动方案:每日 3 次离开床活动;如果患者慢性卧床、使用轮椅、制动(如骨折或深静脉血栓形成)或医嘱需要卧床休息,则进行全范围关节活动;尽可能不使用可导致制动的设施(如尿管或躯体束缚)

2.谵妄的治疗　一旦谵妄发生,对于谵妄的治疗目标包括:发现可能的病因、针对病因进行治疗,提供支持,避免并发症,针对行为症状进行治疗。由于谵妄是临床急症,治疗的首要目标是立即发现谵妄的易感因素和诱发因素。支持性治疗包括保护患者气道、维持水电解质平衡、改变体位和活动以防止压疮和深静脉血栓形成,避免使用躯体束缚,满足患者的日常照顾需求。每个谵妄患者均要进行非药物治疗,当患者的症状会危害本人或他人的安全,或导致必要的治疗(如机械通气、中心静脉插管)无法进行时,要考虑药物治疗。

(1)非药物治疗:非药物治疗是所有谵妄患者的一线治疗,包括为患者提供定向资料和行为干预。照料者需要给患者提供清晰的指令,与患者保持经常的眼神交流;对于有视力或听力障碍的患者,通过使用辅助设备最大限度地减少这些障碍对患者带来的影响。由于束缚会减少患者活动、加重激越、存在损伤的风险,并有可能延长谵妄的持续时间,因此应尽量避免使用。其他环境干预包括减少病房和医务人员的更换,为家属提供机会让他们陪伴在患者身边(包括晚上),为患者提供安静的环境,夜间提供低亮度的照明。减少夜间的噪声,使患者拥有一个不被打扰的睡眠,对于治疗谵妄非常重要。尽管验证上述认知、情绪和环境干预的临床试验不多,但目前已作为谵妄患者的常规治疗用于临床,未发现明显不良反应。

为了减少患者安眠药的使用,需要对患者的睡眠进行非药物干预,包括睡前饮热饮料、放松音乐和后背按摩。

(2)药物治疗:当患者出现激越、幻觉或危险的行为紊乱(如患者有危害自身或他人的行为、高度兴奋、中断必要治疗如拔管的危险)时,应考虑药物治疗。谵妄治疗使用的药物见表 3-2。

表 3-2　谵妄治疗使用的药物

药物类型及名称	剂量	不良反应	评论
抗精神病药 　氟哌啶醇	0.5～1.0mg,2 次/d,口服,如果需要可以每 4h 追加一次剂量(达峰时间 4～6h) 0.5～1.0mg,肌内注射,必要时在 30～60min 后重复上述剂量(达峰时间 20～40min)	锥体外系不良反应,尤其日剂量>3mg/d 时;心电图 Q-T 间期延长;避免用于戒断综合征、肝功能不全、恶性综合征患者	是经常选用的药物,效果已被随机对照临床试验所证实;避免静脉注射,因为药效持续的时间很短
非典型抗精神病药 　利培酮 　奥氮平 　喹硫平	 0.5mg,2 次/d 2.5～5.0mg,1 次/d 25mg,2 次/d	锥体外系不良反应与氟哌啶醇相当或稍弱 心电图 Q-T 间期延长	目前仅有小型、非对照的试验证实其有效性;对于患有痴呆的老人,可导致死亡率增加
苯二氮䓬类 　劳拉西泮	0.5～1.0mg 口服,如果需要每 4h 重复该剂量*	逆转性兴奋作用,呼吸抑制,过度镇静	二线用药 临床试验证实可延长或恶化谵妄的症状 用于镇静药或酒精戒断、帕金森病患者,以及恶性综合征患者
抗抑郁药 　曲唑酮	入睡时,25～150mg,口服	过度镇静	只在非对照试验中验证了其有效性

＊紧急情况时可考虑使用静脉用劳拉西泮

氟哌啶醇是治疗谵妄行为紊乱的一线药物。低剂量氟哌啶醇与非典型抗精神病药(奥氮平、利培酮)的疗效相当,且不良反应相当;但高剂量的氟哌啶醇会出现更多的不良反应。非典型抗精神病药对谵妄的行为症状有效。

当患者的谵妄是酒精戒断或镇静药物所致,或患者有可能是路易体病时,苯二氮䓬类药物是一个良好选择。但对于其他类型的谵妄,苯二氮䓬类药物常可加重谵妄精神症状或导致过度镇静,因而不是谵妄治疗的一线治疗药物。当抗精神病药无效或导致不可接受的不良反应时,可考虑换用和联合使用苯二氮䓬类药物。短效药物,如劳拉西泮 0.5～1mg/2h 给药 1 次(24h 最大剂量为 3mg),必要时可使用 0.5～1mg 劳拉西泮肌内或静脉注射。

(3)为患者和家属提供的信息和支持:应为处于谵妄高风险的患者、罹患谵妄的患者或家属/照料者提供如下信息。

①告知他们谵妄是常见的,且通常是暂时的。

②描述谵妄时患者的感受。

③鼓励高风险的患者及其家属(照料者),在患者的行为有任何突然的变化或波动时,将此告知其医疗团队。

第三节　阿尔茨海默病

阿尔茨海默病(AD)为老年人最常见(70%)的痴呆原因。属于一组原因未明的原发性脑变性病变,起病缓慢隐匿,以逐渐加重的痴呆为主要临床症状,病情发展虽可停顿一时,但不可逆转。病理改变主要为皮层弥漫性脑萎缩,神经元大量减少,并可见老年斑、神经元纤维缠结、颗粒性空泡小体等病变,胆碱乙酰化酶及乙酰胆碱含量减少。病理检查对明确诊断和排除其他精神障碍有重要意义。

Alois Alzheimer 最早于 1906 年首次报道 1 例 51 岁的女性患者,并在 1911 年再次记载了 4 个病例。Kraepelin 根据报道,称这类病为 Alzheimer's 病。

目前,老年人口随着预期寿命延长,其人口比例增加,痴呆患者亦相应增多,痴呆患者对社会家庭都会带来负担,已成为公共卫生的重大问题。因此,老年精神卫生服务是迫切需要加强的问题。

一、流行病学

近二三十年来,阿尔茨海默病的流行病学受到重视,国内外对此有不少调查研究,但由于方法上、诊断用语、痴呆程度及调查人群年龄限度不同,所报道的患病率有所差异。重度痴呆患病率为 0.6%～6.2%,中度痴呆为 1.2%～9.7%,轻度痴呆为 1.5%～21.9%。

本病的患病率与年龄关系明显,随着年龄增长,患病率也增加。65 岁人群中患病率为 2%～5%,80 岁及以上人群中,患病率上升至 15%～20%。有人根据 1945～1985 年 40 年来有关痴呆患病率资料,提出虽然方法学上有不同,影响到患病率的差异,但患病率与年龄的关系各个研究是一致的,大约每增加 5.1 岁,患病率增加 1 倍。

患病率还存在性别差异。欧美的资料提示女性多于男性,北京的资料显示女性患病率为 0.25%,男性为 0.13%。日本资料显示老年性痴呆患病率男女之比为 1∶3。

中国 6 个城市对 55 岁及以上的 42 890 名老人进行的流行学调查。北方地区 65 岁及以上居民痴呆患病率为 6.9%,其中 AD 为 4.2%,血管性痴呆(VD)为 1.9%;南方地区 65 岁及以上居民痴呆患病率为 3.9%,其中 AD 为 2.8%,VD 为 0.9%。无论北方或南方,无论城市或农村,AD 的患病率均高于 VD。

二、神经病理学与神经生化学

1.大脑皮质萎缩　大脑皮质各区出现萎缩,以前额叶、颞叶及顶叶受累最多,特别是海马结构,主要是大脑质量减轻。

2.神经元改变　神经元数量减少或丧失,皮质神经元脂褐质聚集,星形细胞增生。随着神经元丧失伴有大量的神经原纤维缠结(NFT)、老年斑(SP)或神经炎性斑(NP),这是 AD 的特征性病理改变。这些病理改变多见于萎缩皮质,以颞顶区最明显。

3.突触变性和消失　阿尔茨海默病中,突触变性出现较早,但只有在弥散性 SP 形成后,突触变性才变得明显,前突触终端密度减低最高可达 45%,而突触脱失可能与患者认知障碍有关。

4.神经元存在颗粒性空泡变性　该变化是由胞质内成簇的空泡组成,内含 0.5～1.5pm 大的颗粒,见于海马的锥体细胞。在正常老年人的海马也可以看到颗粒空泡变性,但程度很轻。

5.胆碱能系统受损　AD 患者胆碱能系统受损部位主要在海马、杏仁核、蓝斑和中缝核。

三、病因及危险因素

阿尔茨海默病的病因至今未明。因此对疾病的危险因素研究及控制十分重要。近二三十年来,流行病学、临床及基础实验室研究对危险因素提出了不少假说。

1.遗传学　家系研究显示 AD 与一级和二级亲属的痴呆家族史有关。分子遗传学技术的发展为 AD 的病因学研究提供了广阔的前景。目前已知的与 AD 有关的遗传学位点至少有 4 个:早发型 AD 基因分别位于 21 号染色体、14 号染色体和 1 号染色体;相应的可能致病基因为 APP、S182 和 STM-2 基因。迟发型 AD 基因位于 19 号染色体,可能的致病基因为载脂蛋白 E(ApoE)基因。3 个常见的 ApoE 等位基因是 E-2、E-3 和 E-4,其中以 E-3 最常见。研究发现 ApoE-4 增加了阿尔茨海默病发病的危险性,并与发病年龄提前有一定关系。

2.社会心理因素　患者病前性格孤僻,兴趣狭窄,重大不良生活事件与 AD 的发病相关。有研究发现晚发 AD 的相关危险因素是营养不良、噪声;早发 AD 相关的危险因素是精神崩溃和躯体活动过少。

四、临床表现

AD 起病潜隐,病情发展缓慢,无明确的起病期,病程呈进行性发展。发病多在 65 岁以后,少数患者发生在中年或更年期,这类早发的病例病程较晚发的进展为快。国外的资料显示男性平均发病年龄为 73 岁,女性 75 岁。

由于病情发展缓慢,疾病早期出现记忆障碍,容易误认为是老年人的健忘而不求医,只有当躯体病或突发精神症状才去就医。本病的主要症状如下:

1.记忆障碍　AD 的早期突出症状或核心症状。其特点是近事遗忘先出现,记不住新近发生的事,对原有工作不能胜任。主要累及短时记忆、记忆保存和学习新知识困难。不能完成新的任务,表现为忘性大、好忘事、丢三落四,严重时刚说的话或做过的事情转眼就忘记。记不住熟人的姓名、电话号码,反复说同样的话或问同样的问题。东西常放错或丢失,需要别人提醒或自备"备忘录"。随着病情的进展,出现远记忆障碍,记不清自己经历,记不清亲人的姓名及成员间关系和称呼,出门迷路,不知方向而走失,定向力障碍日益明显。随着记忆障碍加重,可出现虚构症状。早期有的患者对于自己的目前状况有一定的自知之明,知道自己记性不如以前。有的力图掩饰或试图弥补自己的记忆缺陷,有的则持否定态度或归咎于他人。

2.视空间和定向障碍　AD 的早期症状之一。如常在熟悉的环境或家中迷失方向,找不到厕所在哪里,走错卧室,外出找不到回家的路。画图测试不能精确临摹简单的立体图。时间定向差,不知道今天是何年、何月、何日,甚至深更半夜起床要上街购物。

3.言语障碍　患者的言语障碍呈现特定模式,首先出现语义学障碍,表现为找词困难、用词不当或张冠李戴。讲话絮叨,病理性赘述。可以出现阅读和书写困难,进而出现命名困难(能认识物体或能正确使用,但不能确切命名)。最初仅限于少数物品,以后扩展到普通常见的物体命名。言语障碍进一步发展为语法错误、错用词类、语句颠倒,最终音素也受到破坏而胡乱发音、不知所云,或缄默不语。

4.失认和失用　失认是指感觉功能正常,但不能认识或鉴别物体,如不能识别物体、地点和面容(不认识镜中自己像)。失用是指理解和运动功能正常,但不能执行运动,表现为不能正确完成系列动作,如先装好烟斗再打火;不能按照指令执行可以自发完成的动作,如不会穿衣,把裤子套在头上,不会系鞋带、系裤带,用嘴嚼筷子;原是裁缝而不会裁剪衣服,不会用剪子等。

5.智力障碍　全面的智力减退,包括理解、推理、判断、抽象、概括和计算等认知功能。表现为思维迟钝缓慢,不能进行抽象逻辑思维,不能区分事物的异同,不能进行分析归纳,思维缺乏逻辑性等。

6.人格改变　额叶、颞叶受累的患者常有明显的人格改变,或是既往人格特点的发展,或向另一极端偏离。患者变得孤僻,不主动交往,自私,行为、身份与原来的素质与修养不相符合,如与孩子争吃东西,把烟灰抖在别人头发里,把印章盖在别人脸上,在门前大小便,不知羞耻。常收集破烂,包裹数层加以收藏。情绪变得容易波动,易激惹,有时欣快,无故打骂人,与病前判若两人。

7.进食、睡眠和行为障碍　患者常食欲减退,约半数患者出现正常睡眠节律的紊乱或颠倒,白天卧床,晚上则到处活动,干扰他人。动作刻板重复、愚蠢笨拙,或回避交往,表现得退缩、古怪,或纠缠他人。

8.错认和幻觉　可出现错认,把照片或镜子中的人错认为真人而与之对话;少数患者出现听幻觉,并与之对话。有的患者出现幻视,多出现在傍晚,应警惕幻视可能是与痴呆重叠的谵妄的症状表现。

9.妄想　多为非系统的偷窃、被害、贫穷和嫉妒内容。也可以出现持续的系统性妄想,认为居室不是自己的家,家人策划抛弃他(她),往往会造成家庭和护理困难。

10.情绪障碍　情感淡漠是早期常见的症状,部分患者可出现短暂的抑郁心境,还可出现欣快、焦虑和易激惹。

11.灾难反应　患者主观意识到自己智力缺损,却极力否认,在应激的状况下产生继发性的激越，如掩饰记忆力减退，患者用改变话题、开玩笑等方式转移对方注意力。一旦被识破或对患者的生活模式加以干预，如强迫患者如厕或更衣，患者就不能忍受而诱发“灾难”性反应，即突然而强烈的言语或人身攻击发作。该反应的中止和发作往往都很突然。

12.神经系统症状　多见于晚期患者，如下颌反射、强握反射、口面部不自主动作，如吸吮、噘嘴等。晚期患者可见吞咽困难、厌食及体重明显下降。

五、病程和预后

1.病程　本病为慢性进行性病程，总病程一般为 2～12 年，大致可以分为 3 期：

第一期(早期)：以近记忆障碍、学习新知识有困难、判断力下降、视空间和时间定向障碍、情感障碍、多疑、缺乏主动性为主要表现，患者生活自理或部分自理。一般持续 1～3 年。

第二期(中期)：病情继续发展，远近记忆力均出现明显障碍，智能和人格改变日益明显，皮质高级功能受损，如失语、失用、失认，也可出现幻觉和妄想。神经系统可有肌张力增高等锥体外系症状，患者生活部分自理或完全自理。

第三期(晚期)：呈明显痴呆状态，生活完全不能自理。有明显的肌强直、震颤和强握、摸索和吸吮反射、大小便失禁，可出现癫痫样发作。多因感染、恶病质而死亡，总的病程 5～10 年。

2.预后　总体预后不良，部分患者病程进展较快，最终常因营养不良、肺炎等并发症或衰竭而死亡。

六、心理学检查

此项检查是诊断有无痴呆及痴呆严重程度的重要方法。我国已经引进和修订了许多国际通用的简捷快速的筛查工具，具有良好的诊断效度，敏感性与特异性均较好。

1.简易智力状况检查(MMSE)　由 Folstein 于 1975 年编制，国际标准 24 分为分界值，18～24 分为轻度痴呆；16～17 分为中度痴呆；≤15 分为重度痴呆。我国因为教育程度不同，分界值有所不同：文盲为 17 分，小学(受教育年限≤6 年)为 20 分，中学及以上为 24 分。

2.长谷川痴呆量表(HDS)　共 11 个项目，包括定向力(2 项)、记忆力(4 项)、常识(2项)、计算(1项)、命名回忆(2项)。我国按照受教育程度划分正常值:文盲≤16分,小学<20分,中学及以上<24分。

3.日常生活能力量表(ADL)　1969年由Lawton和Brody制订,主要用于评定受试者日常的生活能力。我国的常规总分为18.5±5.5。

七、诊断和鉴别诊断

(一)诊断

由于AD的病因未明,临床诊断仍以病史和症状为主。首先是要符合痴呆的标准,可通过简易精神状况检查(MMSE)或长谷川智力测定量表快速检查,以助检测是否存在痴呆。确诊的金标准是病理诊断(包括活检和尸检)。

诊断可根据以下几点:①老年期或老年前期发生进行性的认知障碍;②以记忆尤其是近记忆障碍、学习新知识能力下降为首发症状,继而出现智力减退、定向障碍和人格改变;③体检和神经系统检查未发现肿瘤、外伤和脑血管病的证据;④血液、脑脊液、EEG及脑影像学检查未发现特殊的病因;⑤无物质依赖或其他精神障碍史。

阿尔茨海默病是一种病因未明的原发性退行性大脑疾病,具有特征性神经病理和神经化学改变,它常常潜隐起病,在几年的时间内缓慢而稳固地发展,这段时间可短至2~3年,但偶尔也可持续相当长的时间。起病可在成年中期或更早,但老年期的发病率更高(老年期起病的阿尔茨海默病)。在65~70岁之前起病的病例往往有类似痴呆的家族史、疾病的进展较快和明显颞叶和顶叶损害的特征,包括失语和失用。起病较晚病例的疾病进展较慢,以较广泛的高级皮质功能损害为特征。Down综合征患者极易患阿尔茨海默病。

脑中有特征性变化:神经元的数量显著减少(尤其在海马、无名质、蓝斑、颞顶叶和前额叶);神经元纤维缠结造成的成对螺旋丝;(嗜银性)神经炎斑(其成分大多为淀粉,进展显著,尽管也存在不含淀粉的斑块)以及颗粒空泡体。人们还发现了神经化学改变,包括乙酰胆碱及其他神经递质和调质的胆碱乙酰基转移酶明显减少。

临床类型按ICD-10分为:①阿尔茨海默病老年期痴呆(Ⅰ型),此型起病在65岁以后,常在70岁左右起病,病情缓慢加重。②阿尔茨海默病老年前期痴呆(Ⅱ型),起病在65岁以前,病情发展与衰退较快,具有多种皮质高级功能的明显障碍。家族史阳性可作为佐证,但并非诊断的必要条件。③阿尔茨海默病,非典型或混合型。

按起病年龄及疾病特点可分为以下 4 型。

1.早发性阿尔茨海默性痴呆　起病年龄在 65 岁以前,病情恶化较快,伴有明显的多种高级皮层功能障碍,常早期出现失语、失写、失读和失用等症状。阿尔茨海默病家族史有助于诊断,但不是诊断的必要条件。

2.晚发性阿尔茨海默病性痴呆　起病年龄为 65 岁或 65 岁以后,往往在 75 岁以上或更晚,进展缓慢,通常记忆损害为其主要特点。

3.非典型或混合型阿尔茨海默病性痴呆　既不符合早发性阿尔茨海默病性痴呆也不符合晚发性阿尔茨海默病性痴呆的描述和诊断要点。混合性阿尔茨海默病性痴呆和血管性痴呆也包括在此。

(二)鉴别诊断

1.老年人良性健忘症　又称为年龄相关的记忆障碍,是一种正常的或生理性的非进行性的大脑衰老表现。记忆减退主要是记忆再现过程困难,不能自如地从记忆库中提取已经储存的信息,如记不住人名、地点等,但经过提醒可以回忆起来,人格保持完整,日常生活及社会功能亦完整无损,行为正常,自知力好。而 AD 的记忆障碍主要是识记、存储困难,即学习新知识困难,不能储存和保存记忆。

2.抑郁性假性痴呆　患者先出现抑郁症状,经过一段时间后才出现精神衰退,有明显的起病时间,病前可找到诱发性精神因素或生活事件,患者常关注其智能障碍,强调其认知功能缺陷,情绪忧郁或焦虑不安,经过抗抑郁治疗,情绪好转,智力障碍亦好转及恢复。

3.谵妄　又称为急性脑病综合征,因通常可在痴呆的基础上发生,慢性谵妄又可加重或演变成痴呆,因此,两者鉴别十分困难。谵妄的主要特点是:突然起病,持续时间短,表现有注意力不集中,思维不连贯,昼轻夜重的特点,如白天瞌睡,夜间症状加重、躁动不安等。可由躯体疾病引起,脑电图异常可作为辅助诊断依据。

4.各种已知原因的痴呆　指脑部疾患或全身性疾病所致的痴呆,如脑血管性痴呆、大脑占位性病变、正常压力脑积水、神经性梅毒、甲状腺功能低下、维生素 B_{12} 缺乏等,可通过病史、实验室检查及放射学检查予以鉴别。其中常见的是脑血管性痴呆,其鉴别点有卒中史,痴呆发生在卒中之后,认知功能损害不平衡,起病突然,病程呈阶梯式发展,人格相对保持完整,局灶神经系统体征明显,CT 检查有梗死灶或出血灶。

血管性痴呆（VD）与阿尔茨海默病（AD）的鉴别如表 3-3 所示。

表 3-3　VD 与 AD 的鉴别

项目	VD	AD
起病	较急，常有高血压	潜隐
病程	波动或阶梯性恶化	进行性缓慢进展
早期症状	神经衰弱综合征	近记忆障碍
精神症状	以记忆障碍为主的局限性痴呆	全面痴呆
	判断力、自知力较好	判断力、自知力丧失
	人格改变不明显	有人格改变
	情感脆弱	淡漠或欣快
神经系统	局限性症状和体征，如病理反射、偏瘫	早期多无限局性体征
CT	多发性梗死、腔隙和软化灶	弥漫性脑皮质萎缩
Hachinsk 评分	>7 分	<4 分

八、治 疗 与 预 防

（一）治疗

1.治疗原则

（1）目前大部分本病患者无法根治，但治疗能延缓病情进展，使精神障碍获得改善，减轻心理社会性不良后果以及减少伴发疾病的患病率及病死率。

（2）提倡早期发现、早期治疗。应用恰当的药物、心理治疗、心理社会康复等。

（3）由于该病的慢性进行性病程，因此要采用长期的全程综合性治疗和护理。

（4）努力取得患者及其家属的配合，增强执行治疗计划的依从性。

（5）精神科医生除直接治疗患者外，还常作为合作伙伴或指导者，以团队工作方式与其他人员共同努力，最大限度地改善患者的社会功能和生活质量。

由于本病病因未明，针对病因治疗很难，一般采取以下措施：

（1）一般治疗：注意饮食、营养（高蛋白、各种维生素）、水电解质平衡，防止缺氧、脑水肿的发生；鼓励患者适当活动和锻炼，预防感染，尤其是肺和尿道感染；预防便秘、尿潴留，卧床患者还需预防压疮。

（2）促智药或改善认知功能的药物治疗：目的在于改善认知功能，延缓疾病的进展。

2.对症治疗主要针对痴呆伴发的各种精神症状

(1)抗焦虑药:如有焦虑、激越、失眠症状,可考虑应用短效苯二氮䓬类药,以劳拉西泮、奥沙西泮、阿普唑仑最常用,其他可选择丁螺环酮等药。剂量应小且不宜长期应用。应注意过度镇静、嗜睡、言语不清、共济失调和步态不稳等不良反应。有时候会出现矛盾反应,加剧焦虑和激越。并要注意识别导致或加剧患者焦虑和失眠的因素,如感染、尿潴留等,应详细检查患者的躯体状况,并及时处理。

(2)抗抑郁药:有 20%～50% 的 AD 患者可出现抑郁症状。首先要予以心理社会支持,改善其生活环境,必要时应用抗抑郁药。三环类抗抑郁药会导致直立性低血压、谵妄、口干、便秘,加剧青光眼和排尿困难,因此一般不选用。可选择不良反应少的五羟色胺再摄取抑制药(氟伏沙明、喜普妙、舍曲林、帕罗西汀、氟西汀)和其他新型抗抑郁药,如文拉法辛、米氮平等。

(3)抗精神病药:有助于控制患者的行为紊乱、激越、攻击性和幻觉妄想等。考虑选用不良反应小的新型抗精神病药,如利培酮、奥氮平、喹硫平等,一般用量较小。传统抗精神病药物如氯丙嗪易引起直立性低血压和抗胆碱能等不良反应,氟哌啶醇易引起锥体外系反应,不建议采用。

(二)预防

一级预防因病因不明不能开展,应注意宣传;早期发现疾病,早期治疗等为二级预防措施;三级预防是尽量与家属配合,做好患者的护理及生活技能的康复训练。

第四节　脑血管性痴呆

脑血管性痴呆是由脑血管病变所致的痴呆综合征,包括多发性梗死性痴呆,即过去所谓的脑动脉硬化性痴呆。其发病、临床特征及病程与阿尔茨海默病不同,ICD-10 中描述其主要表现为短暂性意识障碍,一过性轻瘫或视力损害;痴呆可继发于多次急性脑血管意外,或继发于单次严重的脑卒中,但后者较为少见;记忆和思维的某些损害由此变得明显;痴呆也可在一次特别的局部缺血发作后突然出现,也可逐渐发生,痴呆是脑血管病导致脑梗死的结果,梗死灶通常较小,但有积累效应;常于晚年起病。

脑血管性痴呆起病较急,病程有波动,在痴呆综合征中大约占 10%,而阿尔茨海默病性痴呆占 50% 左右,脑血管性痴呆是形成痴呆第二大原因。在性别上也有不同估计,多数资料是男性多于女性,在芬兰则女性高于男性。

一、流行病学

据调查,动脉硬化性痴呆患病率为 0.9%,与阿尔茨海默病并存的混合性痴呆为 0.9%。北欧城市调查的患病率较低,为 0.09%。日本 1974 年多发性梗死性痴呆的患病率为 2.7%,1980 年为 1.7%,1982 年为 2.0%。我国 6 个城市 10 个中心的老年期痴呆流行学调查结果指出:我国 65 岁及以上居民,血管性痴呆的患病率北方为 1.9%,南方为 0.9%。这些患病率的差别可能与研究方法不同有关。

二、病因、发病机制与病理改变

(一)病因和发病机制

血管性痴呆的病因是脑血管病变(包括脑出血和脑梗死)引起的脑组织缺血、缺氧,导致脑功能衰退。

脑血流量降低的程度与痴呆的严重者程度呈正比。研究发现,有明显脑动脉硬化的患者中出现脑血管性痴呆(CVD)的比例是没有脑动脉硬化患者的 5 倍左右。有观点认为,多发性小梗死灶对痴呆的发生具有重要的影响,小梗死灶越多,出现痴呆的机会越多,此观点已经被广泛接受。

此外,病变的部位与痴呆的发生也有重要的关系。痴呆的好发部位有:额叶内侧面(扣带回)、纹状体前部、内囊前支和丘脑,其他部位是额叶、颞叶及枕叶白质。梗死灶最常见的部位是:侧脑室周围白质、尾状核头、壳核、苍白球、丘脑、胼胝体前后部、脑桥基底部、小脑及内囊前支,多位于大脑前、中动脉深穿支的供血区。此外,大脑中动脉、后动脉分界区内发生梗死在优势半球的患者,也可以引起痴呆。

(二)病理改变

脑血管性痴呆的病理改变大致可分为局灶性和弥散性病变。

1.局灶性改变　大脑可见程度不同的梗死灶,大、中型面积的梗死多在大脑皮质,多系主干动脉分支梗死所致。严重的可见大脑半球白质梗死。小面积梗死多见于基底节及脑室周围,多系高血压性血管病引起多发的小腔隙梗死,有些小梗死灶 CT 检查不易发现,需要进行 MRI 检查,少数只有在死后检查时才发现。

2.弥散性改变　患者大脑出现广泛性萎缩,脑室扩大,以及弥散性血管性白质广泛病变。有时可见小型陈旧性高血压性脑出血灶。

三、临床表现

1.记忆障碍　痴呆早期,主要症状是记忆障碍,其中以识记障碍、近记忆障碍为主,晚期可出现远记忆障碍。与老年性痴呆比较,其特征是:虽然出现记忆障碍,但在相当长的时间内自知力保持良好。知道自己记忆力下降,常备有备忘录,有的患者为此产生焦虑或抑郁情绪,要求治疗。

2.言语症状　病理性赘述,表现为讲话啰嗦,没有主次,抓不住中心议题。流利型失语,表现为提笔忘字,讲话时忘记该选择哪个合适的词汇,为此中途停顿。

3.人格改变　痴呆早期人格相对保持完整,只有到痴呆晚期,人格改变才变得明显。由于在疾病的早期虽然记忆力下降,但日常生活能力、理解力、判断力和待人接物及处理周围事情的礼仪、习惯均保持良好状态,人格保持较好,所以被称为局限性痴呆或腔隙性痴呆。

4.情感症状　情感活动随着病情的发展而变化,早期表现为情感脆弱、焦虑、抑郁等情感障碍,逐渐发展为情感淡漠、无所谓、欣快、情感失控、强制性哭笑等。

5.精神病性症状　在疾病发展的过程中,部分患者可以出现精神病性症状,如被害妄想、关系妄想、疑病妄想等。在记忆障碍的基础上,可以产生被偷窃妄想、贫穷妄想、嫉妒妄想等。在妄想的支配下,可以出现相应的意志和行为障碍。部分患者会出现夜间谵妄、兴奋不安。

6.晚期症状　患者的行为和人格方面的障碍明显,变得自私、吝啬、收集废物、无目的地徘徊、生活不能自理、不认识家人等,达到全面痴呆。

7.神经系统症状和体征明显　多数伴有程度不等的偏瘫或颅神经障碍、吞咽困难、假性球麻痹、构音障碍、锥体束征阳性。失语、失用与失认比阿尔茨海默病多见。

四、临床类型

本病按 ICD-10 可分为 4 个亚型。

1.急性起病的脑血管性痴呆　痴呆常在多次脑卒中发作后迅速发生,卒中包括脑血栓形成、脑栓塞和脑出血。个别患者可由一次大量的脑出血所致。症状决定于受累血管在皮质的供应区,痴呆多是双侧性或多发性梗死造成,单个一侧梗死常为局灶综合征。

2.多发梗死性血管性痴呆(皮质为主)　逐渐起病,在数次小的局部缺血后发生。这些缺血在脑实质中形成腔隙,又称腔隙性梗死。腔隙是直径为 0.5～15mm 的深部缺血性梗死。受累血管常为大脑中动脉的豆纹支,后交通动脉或大脑后动脉的丘脑膝支、脉络膜支或丘脑穿支,病灶多在基底节、丘脑和内囊。患者有慢性高血压史,间以偶然发作的神经功能障碍,每次发作可恢复。神经系统体征逐渐明显而出现痴呆症状。在有腔隙状态时(腔隙达 10～15 个),20％～80％的患者出现痴呆,可见皮质高级功能障碍,早期自知力保留,情绪波动,忧郁,偶见幻觉妄想。脑电图呈局灶或广泛慢波,CT 可见一个或多个腔隙。

3.其他血管性痴呆(皮质下为主)　患者有高血压的病史,CT 检查证实缺血性破坏的多数病灶位于大脑半球深部的白质,皮质功能通常保持完整。1894 年 Otto Binswanger 对 8 例痴呆患者进行死后检查,发现有白质萎缩,都存在脑动脉粥样硬化。Binswanger 称此为"慢性进行性皮质下脑炎",以后 Alzheimer 等人以 Binswanger 名字对此病命名。1947 年 Neumann 对此病名提出异议,认为是与弥散性轴周性脑炎相似的原发性脱髓鞘病。至 20 世纪 80 年代在临床病理和放射学基础上,恢复称为慢性皮质下脑病。

病理学改变为大脑半球白质有多发梗死灶,并有明显萎缩,颞叶及枕叶后部白质比额叶受累为多。临床表现有记忆及认知功能障碍,常有精神运动迟滞、假性球麻痹及其他局灶神经系统体征,临床上很像腔隙性梗死,头部 CT 有助于诊断。

4.混合性血管性痴呆　皮质和皮质下均有梗死,累及深部和浅表结构。

有人以梗死部位进行分类:①腔隙状态;②慢性进行性皮质下脑病;③皮质性梗死;④边缘带梗死;⑤皮质多发性小梗死;⑥皮质和皮质下混合性梗死。WHO 的分类有按起病的急慢以及病变部位来分类。

五、诊断与鉴别诊断

(一)诊断

首先要符合痴呆的条件,但是认知功能损害是不均衡的;痴呆出现前多有卒中史,高血压史;病程呈阶梯性恶化,神经系统体征明显。但有的患者通过 CT 扫描或最终经病理学检查才可确诊。

(二)鉴别诊断

1.阿尔茨海默病　为慢性起病,痴呆为进行性加重,不能用已知的病因进行解释,局灶性神经系统体征罕见。Hachinski 等(1975 年)用缺血评分表(HIS)评定加以鉴别。该表共 13 项,共 18 分。其中 8 项如病情呈阶梯恶化、夜间谵妄、人格保存、忧郁、身体不适、情感失控、有高血压史和动脉硬化证据,每项 1 分;另 5 项如急性起病、病程有波动性、有脑卒中既往史、局部神经系统症状和神经系统阳性体征,每项 2 分。评分在 7 分以上考虑为血管性痴呆;在 4～7 分,考虑为变性疾病的痴呆。

2.老年抑郁性障碍　脑血管病后常出现抑郁情绪。与老年期抑郁障碍的区别点是病前无高血压或卒中史,亦无神经系统症状和体征,痴呆具有假性痴呆性质,抗抑郁药治疗有效,随着抑郁情绪好转,痴呆也随之减轻或消失,既往多有抑郁或躁狂发作史。

六、预后

血管性痴呆的病程快慢不一,多数为缓慢的,而且呈现明显的病情波动性,痴呆的症状呈阶梯性恶化的特点。若能及时治疗,多数患者可获得缓解,或者在相当长的时间内痴呆进展不明显。但如果卒中反复发作,或者由于精神创伤及其他躯体疾病,均可使病情进一步加重。

预后与脑血管病关系密切。脑血管病逐渐恢复,痴呆亦不再恶化或稍有好转。若反复出现卒中,肢体瘫痪加重,痴呆亦随之加重。大约有一半的患者因心脏缺血发作而死亡,有的合并肾脏疾病、糖尿病、心房颤动等。

七、预防与治疗

(一)预防

必须预防脑血管疾病,积极预防原发性高血压、脑动脉硬化、脑血管病、糖尿病、高脂血症等的发生。对出现脑卒中的患者应防止脑卒中再次发生及痴呆的出现。对已患痴呆症的患者则要加强神经功能训练,使肢体康复,对痴呆患者亦应加强生活技能的训练。

(二)治疗

治疗的原则是:改善脑血流,预防脑梗死,促进大脑代谢,以达到阻止恶化、改善和缓解症状的目的。

1.改善脑血流,促进大脑代谢 改善脑血流,促进大脑代谢,治疗用药参考阿尔茨海默病。尼莫地平治疗多发性梗死性痴呆,有效率达92.3%,但应避免与其他钙离子拮抗药或β受体阻滞药合用。氟桂利嗪又称西比灵,系选择性钙离子拮抗药,具有抗血管收缩和保护脑缺氧的作用,不良反应少。但用药后易产生震颤性麻痹,停药后症状可自行缓解。目前应用较多的药物还有:脑复康、舒脑宁以及己酮可可碱等药。中医治疗梗死性脑血管病采用的是活血化瘀方法,成药有复方丹参片、愈风宁心片、川芎嗪注射液等。针灸对肢体康复有作用。

2.针对精神障碍,对症治疗 针对幻觉、妄想、夜间谵妄、抑郁、失眠等精神症状可采用抗精神病药、抗抑郁药、镇静催眠药等。应注意选用不良反应和药物相互作用少的药物,最好单一用药,从小剂量开始,密切注意其不良反应。具体方案如下：

(1)焦虑、失眠：可选用氯硝西泮、艾司唑仑、阿普唑仑或劳拉西泮等。

(2)抑郁：可选用①SSRIs，如氟西汀、帕罗西汀、氟伏沙明、舍曲林，或西酞普兰；②其他的新型抗抑郁药，如文拉法新、米氮平、噻萘普汀等；③一般不宜用 TCA。

(3)幻觉妄想：可选用锥体外系不良反应较少的非典型抗精神病药物。

(4)兴奋紊乱：可选用弱安定剂或锥体外系统不良反应小的新型抗精神病药。

3.注意其他并发的躯体疾病的治疗　由于血管性痴呆的患者常合并高血压、冠心病、糖尿病、高脂血症、青光眼、前列腺肥大等躯体性疾病，因此治疗时应注意并发症的治疗，避免给预后和治疗带来不良后果。

第五节　脑器质性精神障碍患者的护理

器质性精神障碍大多是原发疾病发展到一定严重程度，影响到大脑功能活动，在一定条件下出现的精神障碍。在临床表现上，这类精神障碍既有原发疾病的症状体征，又有不同的严重程度和不同类型的精神症状，而且与应激事件强度、社会压力、亲属态度等社会因素有很大关系，因此要求护理人员全面地评估患者的情况。

一、护理评估

1.健康史　评估患者的现病史，如是否有脑血管病、颅内感染、脑外伤、脑肿瘤、癫痫、脑寄生虫病等病史；熟悉原发疾病的进展情况及精神障碍的伴发情况；评估患者的生长发育史；评估家族中是否有精神障碍患者；熟悉患者药物治疗的具体情况，如效果如何、有无不良反应等。

2.生理状况　评估患者的一般情况，包括生命体征、营养状况、进食情况、大小便和睡眠是否正常，自理活动是否受限等。

3.心理状况　①评估患者有无定向力障碍或自知力缺损；②评估患者有无记忆力减退，如对时间、地点、人名能否记忆，对新近发生的事情是否容易遗忘，有无错构、虚构；③评估计算能力、抽象理解能力、概括和判断能力是否受损，及智能障碍程度；④评估有无思维障碍，如有无持续言语、联想加快、主动性思维缺乏现象，有无幻觉、妄想等；⑤患者人格是否有明显改变；⑥情感活动和睡眠是否异常，如是否有情绪的波动、激惹、欣快、焦虑、抑郁、睡眠障碍等。

4.社会功能　①评估患者的个性特征、兴趣爱好、生活方式、学习、工作、社交能力、对自身患病态度,病前有无发生严重的生活事件,患者的反应如何;②评估患者家庭经济情况及支持系统,家属的护理能力和照顾患者的意愿,家属情绪状况等;③评估患者社会功能,如职业、工作环境等,社区防治机构的具体情况。

5.辅助检查　评估实验室及其他辅助检查,如血尿粪常规、生化检查、脑电图检查、头部 MRI、脑脊液检查等检查指标是否正常。心理学检查如简易智力状况检查、长谷川痴呆量表(HDS)、

日常生活能力表(ADL)对痴呆的评估具有特异性。

二、常见护理问题/诊断

1.急性/慢性意识障碍　嗜睡、谵妄等与脑部感染、外伤、变性改变、肿瘤等有关。

2.有对自己或对他人施行暴力行为的危险　与自幻觉、错觉、妄想、意识障碍、环境危险性识别能力下降有关。

3.言语沟通障碍　与认知功能受损、理解能力减弱、失读、失语有关。

4.卫生/穿着/进食/如厕自理缺陷　与认知能力的丧失、痴呆、意识障碍有关。

5.睡眠型态紊乱　入睡困难、睡眠规律颠倒等与脑部病变导致缺氧有关。

6.有感染的危险　与体质虚弱、生活自理能力差有关。

7.潜在并发症　窒息、外伤、抗精神病等药物不良反应。

三、护理目标

(1)患者能维持基本生理功能,意识障碍改善。

(2)患者能保持规律的生活起居,能识别危险,减少或不发生伤人或自伤行为。

(3)主见人能保存现存的智能,维持最佳功能状态,能有效地沟通。

(4)患者能参与力所能及的自我料理。

(5)患者能保证规律的睡眠,提高睡眠质量。

(6)患者减少或不发生感染情况。

(7)患者不发生潜在并发症。

四、护理措施

1.安全护理　病房环境应简单舒适,设置防滑措施和扶手,长期卧床患者加床档或用低矮床铺。建立患者的安全感,定时检查病房设施,病房内无危险物品,防

止患者出现自伤或伤人,对有妄想、幻觉、易激惹的患者进行各项护理操作时尽量一次完成,避免反复多次刺激患者。将患者的日常用品放在固定处,便于使用。对于痴呆患者,特别要防走失,外出时必须有人陪同,给患者佩带身份识别卡或救护卡(注明姓名、家庭地址、血型、联系人及电话等),一旦走失方便寻找。

2.生活护理

(1)饮食护理:为患者提供易消化、营养丰富的软食或半流食,对不知饥饱、抢食的患者要控制进食量及速度。进食时做好卫生处置,患者颌下垫治疗巾,避免因食物外流污染衣服及床单。防止患者口腔肌肉运动不协调而致误吸,必要时给予鼻饲流质,进餐时有专人观察,对进食困难者予以协助,谨防噎食。

(2)排泄护理:观察患者排泄情况,嘱患者定时排便,保持大便通畅,及时处理便秘、尿潴留,对不能自行管理排泄的患者,要定时带其到指定地点如厕。

(3)睡眠护理:为患者创造良好睡眠环境,对表现为睡眠规律颠倒的患者,增加日间活动时间以保证夜间睡眠,做好睡眠记录;对有谵妄状态、恐怖性错觉或幻觉的患者,护士应陪伴患者。

(4)协助、指导患者料理生活:对痴呆患者要尽量保持规律性的生活方式,作息时间相对固定,以便记忆。指导或协助患者晨晚间及日常沐浴、更衣、如厕等;保持清洁防止感染。鼓励患者保持现存的自理能力,力所能及地做好自我护理。并保证患者有充足的时间去完成生活自理项目,并尽可能地与其家庭日常生活保持一致。

3.对症护理

(1)意识障碍的护理:应专人护理,防止意外发生,必要时可用约束带暂时保护,做好口腔护理,定时翻身拍背,防止发生坠积性肺炎和皮肤受损。对精神自动症患者应限制其活动范围,并给予药物控制,加强保护,以免发生意外。密切观察生命体征,注意瞳孔的变化。

(2)定向力障碍的护理:对患者进行定向能力的训练,增加患者现实定向感,及时纠正或提醒其准确的人、时间、地点的概念。病房设置大指针的时钟和以日期分页的日历有助于患者对时间的认识;必要时用大而明显的标志标明常用生活用品。鼓励患者读报或收听广播电视节目,可保持或促进患者对新鲜事物的兴趣。

(3)语言沟通障碍的护理:加强与患者的沟通,及时了解患者的需求以及病情的动态变化。与患者沟通交谈时保持合适的对话距离,使用简单熟悉的语言,声音要稍大,速度要慢些,重复重点,避免使用代词,可从过去的事情谈起,激起患者的远记忆,每次只说一件事并给患者足够的时间回答,多谈使患者感到有兴趣的话题。对患者因记忆减退而说后忘记,护士要不厌其烦,提供正确信息,必要时给患者使用辅助器材,如助听器、书面小卡片等。

(4)人格障碍的护理:维护患者尊严,态度和蔼耐心,不与患者争辩,避免激惹患者。

(5)心境障碍的护理:改善患者的睡眠状态,协助患者料理日常生活,保证患者的安全,防范意外事件发生,加强沟通交流,鼓励患者抒发内心体验等。

(6)幻觉妄想患者的护理:密切观察患者的言行,控制患者的活动范围,适时进行自知能力干预,了解幻觉妄想的内容等。

4.用药护理　确保患者按时服药,监测药物的不良反应,如应用抗胆碱药物致排尿困难时,及时解除尿潴留,避免因膀胱肌无力,尿潴留而使患者烦躁不安,加重病情。

五、护理评价

经过正确的治疗和护理之后,患者的精神症状应该能得到控制或缓解;患者的营养需求应能维持在均衡状态;患者的睡眠将得到改善,排便功能恢复正常;患者未出现因冲动行为而导致自伤或伤人的不良后果;身体结构保持完整,未因生活自理能力下降而发生感染、压疮、骨折等并发症;治疗方案实施正确,未因观察不当而发生严重的不良反应;经过教育和指导,患者及家属应掌握对疾病的观察和正确的护理方法,掌握帮助患者进一步恢复生活能力和社会功能的方法。

六、健康教育

告知患者和家属精神障碍与原发疾病之间的关系,为了使精神症状能够尽快地恢复,避免导致严重的后果,患者应该积极治疗原发疾病;指导家属掌握观察病情的方法和训练生活功能,如发现患者情绪激动、抑郁、焦虑或出现幻觉、妄想等症状时及时到医院复查,照顾好患者的日常生活,防止发生营养缺乏、感染、跌伤等;关于药物治疗,家属应该了解患者所服药物的名称、剂量、服药方法、常见的不良反应等,应该照顾患者按医嘱服药,不可自行减药或停药,否则病情将会加重,复发或发生严重的不良反应。

第四章　精神活性物质所致精神障碍的诊疗与护理

第一节　阿片类物质滥用

毒品是对海洛因、可卡因、大麻等非法药物的俗称，通常把使用这些非法物质称为吸毒。阿片类药物等非法药物的滥用和依赖（吸毒）在人类历史上历时已久，近几十年来，由于交通发达、信息沟通迅速、化学合成技术日益精湛而扩展了毒品的类别并提高了纯度，致使贩毒集团化和国际化，加之现代社会人们价值观的多元化，社会压力、精神应激的增加，非法药物的滥用与成瘾日益严重。据联合国 2012 年统计，除烟酒等社会性成瘾物质外，滥用过一次以上各类违禁毒品的人数约为 2.3 亿，占世界成人（16～65 岁）的 5%。非法药物滥用和依赖已严重地威胁到人类健康和社会安宁，成为当今世界最严重的社会问题和公共卫生问题之一。

我国在 1950 年开展了轰轰烈烈的肃清鸦片烟毒运动，短短 3 年间，烟毒在我国销声匿迹，令世人瞩目。20 世纪 80 年代改革开放以后，随着国际贩毒分子的活动猖獗、不断开辟新的贩毒路线，毒品在我国死灰复燃，且有愈演愈烈之势，据统计，至 2015 年 6 月，我国登记在册的吸毒人数已超过 300 万，以阿片类药物中的海洛因滥用为主，受害者大都是 15～30 岁的青少年，男性高于女性，静脉注射使用毒品者日益增多，占 1/3～1/2 不等。吸毒不仅耗资，更严重的是它破坏生产力、破坏家庭和社会安定、增加犯罪率、传播艾滋病等恶性疾病，凡此种种，毒品对国民经济、人口素质和社会安定的危害是无法估量的，吸毒问题已成为影响我国人民身心健康及家庭社会的公害。

一、阿片类药物

阿片类药物指任何天然的或者合成的、对机体产生类似吗啡效应的药物，属中枢神经系统麻醉剂。阿片类药物通过作用于阿片受体而产生致欣快、镇痛、镇静、解痉、止泻、止咳等作用,也具有很强的依赖潜力。滥用阿片类药物能引起耐受性、精神依赖性和躯体依赖性,严重影响身心健康,损害家庭社会功能,阿片类药物是我国目前主要滥用的毒品。

(一)天然阿片类物质

包括罂粟、阿片、吗啡等。罂粟是制造吗啡和海洛因的原生植物,属罂粟科两年生草本植物,夏季开花,花谢两周后结出椭圆形的蒴果,在成熟的果实上切割,渗出白色浆汁,凝固后刮下、阴干后呈棕色或褐色,即为生阿片,阿片中含有 20 余种生物碱。吗啡是阿片中所含的一种主要生物碱,1803 年从阿片中分离并提取,吗啡的盐酸盐为白色有丝光的针状结晶,易溶于水。

(二)人工合成阿片类物质

包括海洛因、盐酸美沙酮、哌替啶(杜冷丁)等。

1.海洛因　海洛因化学名为二乙酰吗啡,是吗啡的衍生物。纯净的海洛因为白色、有苦味的粉末,水溶性较大,脂溶性也极强,俗称"白粉"或"白面"。海洛因是目前阿片类物质中成瘾性最强的物质,滥用后果非常严重,被各国禁止生产。海洛因主要来源于非法生产,非法生产的海洛因其纯度不同,呈褐色、灰色到白色等不同颜色。在黑市上,通常把阿片称为Ⅰ号,呈黑色或褐色;把阿片制成吗啡这一过程的中间产物叫作Ⅱ号海洛因,也称为海洛因碱,呈浅灰色或深褐色;Ⅲ号海洛因是一种浅灰色或灰色的粗制海洛因,其纯度约为 40%,别名"金丹""黄砒""黄皮"等;Ⅳ号海洛因为精制海洛因,其纯度为 90%左右,白色粉末状;Ⅴ号海洛因的纯度高达 99.9%以上。海洛因依赖者通常所说和使用的"Ⅳ"号海洛因,并非真正的"Ⅳ"号海洛因,而是在Ⅳ号中加入了各种添加物后,所形成的粉状或块状物,其海洛因含量多在 10%左右或以下,在美国,称之为"街头海洛因",我国则称之为"零包"。毒品黑市零售的"街头海洛因"中,添加物种类十分复杂,以盐酸奎宁多见,也有乳糖、果糖、咖啡因、普鲁卡因、烟碱、氰化物、淀粉、滑石粉、红糖、硫酸镁、麻黄碱等,还有巴比妥类、地西泮(安定)、安纳加、柳酸类止痛粉等。在这些添加物中,有的具有药物活性,如咖啡因、麻黄碱、安纳加等为中枢兴奋剂,而巴比妥类、地西泮(安定)、柳酸类止痛粉为中枢抑制剂。在海洛因中添加这些药物可加强或改变海洛因使用后的"体验",以出现海洛因依赖者所追求的某种"特殊效果"。

2.盐酸美沙酮　简称美沙酮,为二战期间在德国人工合成的麻醉性镇痛药,属吗啡受体纯激动剂,化学结构与吗啡不同,镇痛作用为吗啡的 4～6 倍。美沙酮的作用时间较长,口服吸收好,戒断症状较轻,无明显欣快作用,成瘾性较海洛因弱;主要应用于阿片类药物的脱毒治疗和维持治疗,长期使用也可产生依赖。

3.哌替啶(杜冷丁)　是人工合成的麻醉性镇痛药,目前在临床上应用较为广泛。药理作用与吗啡相同,通过兴奋阿片受体而产生镇痛、镇静等作用,连续应用也会产生耐受性和依赖性。

二、药物滥用的原因

药物滥用是社会、心理和生物学等多种因素相互作用的结果。社会文化氛围、社会对使用药物的态度、同伴的影响、药物的价格、药物的可获得程度、法律等对人们开始尝试使用药物起重要作用;而个体对药物效应的主观体验及使用药物的模式与个性心理因素、个体的生物学基础的关系更为密切。

(一)社会因素

阿片类药物可获得性决定了使用药物的可能性大小。如新中国成立不久,政府采取了一系列的决策禁绝了鸦片,鸦片滥用问题在我国基本上销声匿迹了。20世纪80年代后,随着改革开放,国际贩毒组织利用云南与"金三角"毗邻的地理环境,把大陆作为毒品流通中转站;毒品在我国的供应增加,吸毒问题也日益严重。不同的社会文化背景和社会环境对不同药物的使用有不同的看法和标准,如伊斯兰教民族酒依赖问题不严重,而法国、意大利的酒中毒发生率较高。家庭因素也影响药物滥用的产生和发展,父母离异、家庭成员药物依赖、父母教育缺乏、受虐待、过分放纵、家庭交流缺乏等是青少年药物滥用的危险因素;而良好的家庭环境、成功的父母监管、家庭关系和睦等可预防青少年药物滥用。此外,不良同伴的影响和社会压力也是青少年药物滥用的一个重要因素。

(二)心理因素

开始使用药物存在许多心理因素,如好奇、追求刺激、情绪不良等。有研究提出存在成瘾素质,吸毒者多有明显的个性问题,如反社会性、情绪调节能力差、易冲动、缺乏有效防御机制和应付技能、追求新奇、即刻满足心理、易受挫折等。由于药物的特殊作用,对心理有强化作用,一方面,使用药物后的快感和社会性强化作用对精神活性物质使用起到增强作用(正性强化);另一方面,药物有缓解负性情绪的作用,加之药物成瘾后,由于戒断反应和其他不良后果的出现,需要不断使用药物应对不良情绪、戒断反应及其他不良反应(负性强化)。

(三)生物学因素

阿片肽系统、多巴胺系统、去甲肾上腺系统、5-HT系统、免疫系统、内分泌系统等在阿片类药物的强化作用、耐受性、戒断症状的产生中起着重要的作用。不同个体对药物效应的体验、对药物的敏感性和耐受性大小、药物依赖发展的速度等存在较大的差异。个体的代谢速度不同,对药物耐受性不同,成瘾的易感性也不同,如乙醛脱氢酶缺乏的个体对酒耐受性较低,依赖可能性相对较小。大量遗传学研究证实遗传因素在药物依赖中起一定作用,酒依赖后代出现酒滥用者危险性增加;分子遗传学研究发现多巴胺受体和 5-羟色胺受体基因多态性与酒依赖易感性有关,阿片受体和多巴胺受体基因多态性与阿片类药物依赖易感性有关。

药物滥用和药物依赖是上述多种因素相互作用的结果,药物的存在和药物的药理特性是药物依赖形成的必要条件;但是否产生依赖和依赖的特点与个体人格特征、生物易感性有关,而社会文化因素和心理因素在药物依赖中起着诱发或阻抑的作用。

三、阿片类药物的药理作用与病理基础

海洛因的药理作用非常复杂,可作用于人体的多个系统,导致一系列病理生理改变,作用于中枢神经系统主要表现为镇痛、镇静、催眠、镇咳、呼吸抑制等抑制效应和欣快、幻觉、惊厥、释放 ADH、缩瞳、催吐等效应。

(一)中枢神经系统和精神活动

阿片类药物可通过作用抗痛系统对痛觉产生影响,与内源性阿片肽相似。阿片类药物可提高痛觉阈,减弱机体对疼痛的感受而产生镇痛作用。阿片类药物对咳嗽中枢和呼吸中枢有很强的抑制作用,表现明显镇咳和呼吸抑制作用,是阿片类药物中毒致死的主要原因。大剂量的海洛因可改变机体的本体感觉,出现四肢丧失感、嗅觉异常,表现为鼻腔内一过性的"苹果香味"。另外,海洛因使外周释放组胺,皮肤可产生一种极为舒服的"痒感";海洛因可抑制摄食中枢,出现食欲减退、饮食不规则等。海洛因依赖后,使性欲下降、性功能降低。

阿片类药物具有致欣快作用,使用阿片类药物后机体产生一种特殊的感受和体验,为一种欣快体验,有报道认为是一种类似"性高潮"的快感。有研究认为这种欣快体验与中枢多巴胺递质释放增多有关。海洛因可明显影响人的情绪活动,有缓冲和调节情绪的作用,如减轻或消除烦闷和苦恼、平息冲动和激动、减少空虚和无聊等。

(二)神经内分泌和免疫系统

长期使用阿片类药物,机体神经内分泌和免疫系统功能也受到很大的影响。影响丘脑-垂体-肾上腺皮质功能使促肾上腺皮质激素(ACTH)和皮质醇分泌发生改变;影响丘脑-垂体-甲状腺功能使促甲状腺素(TSH)明显降低,T_3、T_4 增高;影响丘脑-垂体-性腺功能,出现生育能力降低,男性性欲和性功能减退或消失,女性

月经紊乱或闭经等。长期使用阿片类药物可导致免疫功能受损,机体抵抗力下降,感染性疾病的发生率增加。

(三)消化系统

阿片类药物具有抑制胃酸、胆汁和胰液分泌的作用,影响对食物的消化和吸收,产生营养不良;阿片类药物能直接兴奋胃肠道平滑肌、提高其张力,导致胃肠道蠕动减弱和食物停留时间延长,加之阿片类药物的中枢抑制作用使便意减弱,产生严重便秘。由于海洛因制作粗糙,掺杂物众多,有的具有腐蚀作用,通过烫吸方式使用海洛因者,可产生口腔黏膜和牙齿损害;注射海洛因使用者,其掺杂物可损害肝脏,产生过敏性反应、中毒性炎症和感染性炎症等。

(四)呼吸系统

阿片类药物抑制呼吸中枢,使呼吸变慢、变浅,机体呈慢性缺氧状态;烫吸海洛因者,海洛因中的掺杂物可沉积于气管、支气管表面,产生局部刺激作用、炎性反应和增生性改变,使咳嗽反射、排痰等呼吸道功能遭到破坏,易发生气管支气管炎、支气管周围炎、支气管扩张、肺炎等呼吸系统病变。

(五)心血管系统

阿片类药物抑制血管运动中枢和引起组胺释放,可引起血压下降、心动过缓;使体内 CO_2 滞留和脑血管扩张,引起颅内压升高。长期使用阿片类药物可引起多种心血管系统并发症,如感染性心内膜炎、心律失常等;静脉注射海洛因,其不溶性杂质可引起血管栓塞性病理性改变。

(六)泌尿系统

海洛因中的掺杂物可产生过敏反应,如海洛因使用者可发生急性肾功能衰竭、链球菌和葡萄球菌皮肤感染后的急性肾小球肾炎、伴细菌性心内膜炎的"局灶性肾小球肾炎"、坏死性脉管炎、肾病综合征等。

四、临床表现

长期使用海洛因导致食欲不振、便秘、性功能下降,身体日渐虚弱、营养不良、抵抗力低下,伴发各种躯体感染和传染病。耐药性增加,用药初期的快感减弱,用药剂量不断增加,停药或减少用药后出现戒断症状,迫使用药者不断寻求用药,以避免戒断症状的痛苦,而一次大量使用海洛因可导致急性中毒。海洛因依赖后可出现情绪和人格改变,海洛因依赖者易冲动、暴躁、易激惹、情绪波动大,可有悲观、抑郁、焦虑、烦躁、空虚、无聊等不良情绪。海洛因依赖者生活的唯一目标就是海洛因,变得孤僻、懒惰、无上进心,除了毒品,对什么都无兴趣,反应迟钝、记忆力下降、整天醉生梦死,如同行尸走肉,丧失家庭社会功能。为了毒品,不惜撒谎和违法犯罪,失去了人格和尊严,家庭责任心丧失,造成家庭破裂,影响子女成长。

(一)海洛因的滥用方式和体验

使用海洛因主要有吸烟、烫吸和注射三种方式。吸烟方式是将海洛因放于香烟中吸入,多见于初吸者或滥用早期,随着耐受性增加,吸烟方式很难达到快感或难以控制戒断症状而改其他吸毒方式。烫吸又称"追龙",即将海洛因粉末倒在锡箔纸上,用火在锡纸下加热使毒品蒸发产生烟雾,同时嘴含吸管将烟雾吸入,烫吸多由吸烟方式发展而来,也有不少吸毒者开始就"追龙",随着耐受性的增加,不久吸毒者会改用注射方式。注射即直接将溶解的海洛因注射到血管或肌内,由于吸毒者的耐受性不断增加,经济日益困难,多数吸毒者会发展到注射吸毒,也有少数吸毒者在其他吸毒者的影响下开始以注射方式使用海洛因。

使用海洛因后起效时间和强度与吸毒方式、海洛因的纯度有关。纯度高比纯度低的作用强,注射方式比吸入方式起效时间快,注射后数分钟即可起效。大部分初用海洛因者并无快感,而是出现恶心、呕吐、头昏乏力、嗜睡等不适,随着吸毒次数增加,不适感逐渐消退而出现快感;也有少数人初用就有快感体验;另外有报道少数人使用至成瘾也无快感体验。

使用海洛因后的快感体验因人而异,以注射海洛因为例,刚注入时出现强烈快感体验,由下腹部向全身扩散。同时伴有皮肤发红和瘙痒,这种强烈的快感持续1分钟左右;继之而来的是似睡非睡的松弛状态,患者的紧张、焦虑、烦恼、恐惧等全部消失,而觉得温暖、宁静、舒适,并伴有愉快的幻想或幻想性幻觉,这种状态持续0.5～2h;松弛状态后出现精神振作状态,自我感觉良好,办事效率提高,这样维持2～4h,直到下次吸毒。吸毒后的快感维持不了多久,对海洛因便产生了耐受性和依赖性,这时吸毒后的快感已不明显,吸毒的主要目的是避免出现戒断症状。

(二)临床类型

根据 DSM-Ⅳ 分类,阿片类药物有关的精神障碍分两类:①阿片类药物使用障碍:包括阿片类药物依赖和阿片类药物滥用。②阿片类药物所致精神障碍:包括中毒、戒断、中毒性谵妄、精神障碍伴妄想、精神障碍伴幻觉、情绪障碍、性功能障碍、睡眠障碍及其他未分类阿片类药物所致障碍。

1.阿片类药物使用障碍

(1)依赖:反复使用阿片类药物引起的人体生理和心理上对此类药物的依赖状态,导致明显的临床损害或痛苦,表现出一种强迫性的用药行为和其他反应,可产生躯体依赖、精神依赖或耐受性。

①躯体依赖:长期使用阿片类药物使中枢神经系统发生了某种生理和生化改变,需要持续使用此类药物以维持正常生理功能。如停止使用即产生一系列躯体症状,即戒断综合征,而使用此类药物可使症状立即消失。吸毒者为了避免出现戒断综合征不惜一切寻求和使用毒品。

②精神依赖:又称"心理依赖",使用阿片类药物后有愉快满足或舒适感,多次使用后导致吸毒者精神或心理上对海洛因的一种主观渴求状态,俗称"心瘾"。这种对海洛因等阿片类药物的强烈渴求感驱使吸毒者不顾一切寻求毒品,以获得满足感,心理依赖是导致复吸的重要原因。

③耐受性:反复使用海洛因可使其效应逐渐减弱,如欲得到用药初期的同样效应,必须增加剂量。耐受性的产生机制是:长期使用海洛因使机体对其代谢速度加快,组织内浓度降低,作用也相应减弱;脑内吗啡受体长期被外源性吗啡类物质抑制,数量减少。海洛因的耐受性产生很快,最早可在用药后的 2~3d 产生,一般在 15~30d 产生。海洛因依赖耐受性具有选择性,在呼吸抑制、镇痛、镇静、呕吐中枢、欣快等方面耐受性明显,而对缩瞳、呼吸抑制和抑制肠蠕动方面耐受性不明显。海洛因和其他阿片类药物之间有交叉耐受性。

(2)滥用:反复使用阿片类药物,导致明显的临床损害或痛苦,但未出现海洛因依赖的症状,如躯体依赖、精神依赖或耐受性。

2.阿片类药物所致精神障碍

(1)急性中毒:一次大量使用阿片类药物可致急性过量中毒,主要表现为意识障碍、呼吸抑制、瞳孔缩小三大主征。还可出现皮肤湿冷、体温下降、发绀、脉弱、心率减慢、血压下降、肌肉松弛、下颌松弛、舌后坠、气道阻塞等,呼吸衰竭可引起死亡,肺炎、肺水肿、休克等并发症也可导致死亡。

(2)戒断:海洛因等阿片类药物使用产生依赖后,在减少或停用时,出现戒断综合征。其轻重程度与海洛因等阿片类药物使用的方式、剂量、用药者的心理状态有关。其产生的机制是中枢内源性阿片肽系统因长期使用外源性阿片类物质而处于抑制状态,停止吸毒后出现功能不足或缺乏,临床表现有戒毒早期的急性戒断症状和戒毒后期的稽延性戒断症状。

急性戒断症状在停止吸毒后 8~12h 出现,36~72h 达高峰。主要表现为自主神经系统症状,如打哈欠、流眼泪鼻涕、畏寒、起鸡皮疙瘩等,全身肌肉、关节、骨骼等疼痛症状,焦虑、烦躁、坐立不安、心神不定、抑郁等情绪症状,恶心、呕吐、食欲缺乏等消化道症状,浑身乏力,全身不适,顽固性失眠等。戒断时出现瞳孔扩大、呼吸脉搏加快、心率加快、血压波动等,少数体质差、戒断症状重者可导致死亡。大多数患者的急性戒断症状 7～10d 可基本消失,继之是持续时间较长的稽延性戒断症状,表现比急性戒断症状较轻,如肌肉和骨骼疼痛、腰酸、全身不适、虚弱、情感脆弱、失眠、焦虑、抑郁、激惹、承受不了挫折和打击等。这些症状是导致复吸的一个重要原因。稽延性戒断症状的出现和严重程度受环境、情绪状态等因素影响,可持续数周到数月不等。在戒断症状的任何阶段,只要恢复吸毒,症状便戏剧性好转。

(3)中毒性谵妄:阿片类药物中毒性谵妄多发生于高剂量中毒合并使用其他精神科药物者,也可发生于中枢神经损伤或原有脑部疾病者,如癫痫等,表现意识障碍、幻觉、行为紊乱、震颤、抽搐等。

(4)精神病障碍:在阿片类药物急慢性中毒、戒断时,均可出现精神障碍,出现幻觉、妄想等精神病性症状。

(5)情感障碍:长期使用阿片类药物、阿片类药物中毒或在阿片类药物戒断时,均可出现情感障碍,表现为焦虑、易激惹、夸大、躁狂、抑郁等。阿片类药物依赖者在戒断后常有持续数周的抑郁情绪。

(6)睡眠障碍和性功能障碍:长期使用海洛因等阿片类药物可导致睡眠紊乱和性功能障碍,使用海洛因时可有睡眠过多、睡眠节律紊乱。戒断过程中或戒断后期可出现失眠、睡眠浅、早醒等。性功能障碍主要表现为性欲缺乏、快感缺失、阳痿等。

(7)其他未分类阿片类药物所致障碍:阿片类药物依赖可引起多种精神障碍,有的临床表现不符合上述任何临床类型。

(三)海洛因依赖的并发症

海洛因作用于人体多个系统,长期使用海洛因对人体造成一系列的损害,出现多种躯体和精神并发症,严重危害吸毒者的身心健康。

1.神经精神系统　海洛因本身和海洛因掺杂物中的其他有害成分均可损害神经系统。视其损害的部位和程度不同可表现为嗜睡、昏迷、惊厥、脑水肿等临床征象。长期慢性中毒可出现智力水平下降,情绪、人格改变等。临床上常见的神经系统并发症有惊厥、帕金森病、威尼克脑病、周围神经炎等;精神症状有谵妄、情绪障碍、精神病性症状、记忆障碍、痴呆等。

2.心血管系统　除海洛因及其掺杂物对心血管系统有直接损害作用外,海洛因依赖者不健康的行为及生活方式也可影响心血管系统的功能,可有多种心血管系统的并发症。在临床上常见的有感染性心内膜炎、心律失常、心肌梗死、心肌炎、肺水肿、血流动力学改变、静脉炎、静脉栓塞等。

3.呼吸系统　海洛因依赖者同时也是严重的烟草依赖者,烟草和海洛因均可导致呼吸道损害。常见的并发症有呼吸道感染性疾病如气管炎、支气管炎、肺炎、肺脓肿、支气管哮喘、肺水肿、肺结核等。

4.消化系统 在海洛因成瘾的过程中或者海洛因戒断时均可出现消化系统的症状,如食欲下降、消化不良、恶心、呕吐、便秘等。消化系统的并发症有消化道炎症、溃疡、肠梗阻,急性肝炎,慢性肝炎如乙型肝炎、丙型肝炎等。

5.艾滋病和性病 吸毒者具有性行为紊乱和不洁注射毒品行为,两者均是艾滋病和性病传播的高危行为方式。海洛因依赖者可合并艾滋病、梅毒、淋病、尖锐湿疣、生殖器疱疹、软下疳等。

6.其他 皮肤疾病如皮肤感染、湿疹等。外科情况如深部脓肿、皮肤坏死、浅表静脉炎、胃出血、肠梗阻、吞食异物等。可见女性月经紊乱、停经及男性性功能障碍等。

(四)阿片类药物依赖与精神疾病的共病

阿片类药物依赖者的其他精神疾病发生率较高,其中人格障碍和情绪问题最常见。20世纪90年代美国的一项有关阿片类药物依赖住院患者的调查研究发现:除其他药物依赖外,阿片类药物依赖者的其他轴Ⅰ精神疾病的终身患病率为24%,轴Ⅱ人格障碍的患病率为35%。1999年我国一项有关劳教海洛因依赖者的调查研究发现,其他轴Ⅰ精神疾病的终身患病率为23.6%,轴Ⅱ人格障碍的患病率为80.6%。阿片类药物依赖与精神疾病的共病将会影响药物依赖的临床表现、预后和治疗,但关于药物依赖与精神疾病的关系尚无公认结论。目前认为药物依赖和精神疾病可能存在以下几种关系:①精神疾病是药物依赖的危险因素;②精神疾病可影响药物依赖的临床表现、病程发展和治疗反应等;③精神疾病和药物依赖共存;④精神疾病是药物依赖的结果。

(五)家庭社会危害

吸毒影响家庭关系和子女的健康成长,吸毒者离婚率高,其子女多出现行为和精神问题。吸毒者常用偷、抢、骗、贩毒等非法手段获得财产或毒品,女性吸毒卖淫者多见。他破坏社会的安定,吸毒导致劳动力丧失,不仅不创造社会财富,国家还得花大量的财力、物力用于与禁毒、戒毒相关的防、治、管理和执法。

(六)病程和预后

使用阿片类药物绝大多数都会导致依赖,极少数人短期内或在特殊的情况下可停留在偶尔使用而未形成依赖。一旦形成依赖,阿片类药物依赖者的生活模式变成以毒品为中心,其生活态度和价值观与主流社会严重背离,出现各种躯体并发症和精神问题,家庭社会功能严重受损,人格衰退,说谎、欺骗,从事违法犯罪行为。

虽然其病程和预后受个体的特征、环境、使用毒品模式、毒品种类等因素的影响；但总的来说，阿片类药物依赖呈慢性复发性病程，预后不良。阿片类药物依赖者治疗后复吸率很高，我国调查发现海洛因依赖者复吸率高达 80% 以上，大多数患者有多次戒毒治疗史；吸毒者因静脉注射毒品易感染艾滋病、肝炎等传染病；吸毒者因毒品过量中毒或自杀的死亡率很高，因从事违法犯罪行为被监禁者比例较大。美国一项关于非法药物依赖者的 25 年随访研究显示，50% 在吸毒—戒毒—吸毒中循环，一直持续或间断使用毒品，25% 因违法犯罪进监狱，仅有 25% 的患者完全摆脱了对毒品的依赖。

海洛因依赖者戒毒治疗后各种躯体、心理和家庭社会原因均可导致复吸。常见的复吸原因有心理依赖性、负性情绪、稽延性戒断症状、不正确的认知、戒断动机不强、躯体因素、家庭问题、应激事件、经济状态、不良群体影响、维持旧的生活方式等；而家庭社会支持好、有正当职业、生活规律、戒断动机强、能有效应对各种应激、保持良好情绪状态者的复吸可能性相对较小。

五、诊断和鉴别诊断

(一)诊断

根据使用阿片类药物的病史，结合体检及实验室等辅助检查，诊断较容易确定。由于药物依赖在戒断、急性中毒和慢性中毒时可出现各种精神症状，而且阿片类药物依赖者与其他精神疾病的共病率很高，诊断时需要排除其他器质性和功能性精神疾病。

1.全面了解病史　内容包括：①海洛因滥用情况：包括首次使用海洛因的时间及年龄、可能的原因、吸毒方式、吸毒后反应、合并使用其他药物情况、使用海洛因的程度、耐受性和躯体依赖产生情况、末次使用海洛因时间等；②吸毒者的基本情况：包括教育、婚姻、性格、家庭及工作情况、生活模式、违法犯罪史等；③既往史：既往躯体情况和戒毒治疗情况；④性生活及月经史。

2.体格检查和精神状态检查　除常规全面体检外，重点检查与海洛因依赖有关的体征，常见的体征：面容灰黯、表情猥琐、唇发绀，俗称"烟鬼样面容"；长期吸食海洛因者可出现牙齿缺失、舌苔发黑；瞳孔缩小见于不久前使用过海洛因者，随着时间延长，瞳孔逐渐扩大，戒断反应时可见瞳孔扩大；皮肤密集的注射针眼瘢痕或条索状瘢痕，可伴有色素沉着或静脉索状硬化，常见于前臂、手腕、颈部、臀部、足部等；注射部位可见皮肤脓肿，常见于上臂、臀部、大腿等部位；手腕或大腿部位烟头状烫伤或瘢痕，吸毒者戒断反应时常自己用烟头烫伤皮肤，以减轻戒断时的痛苦，常见于手腕、前臂及大腿等部位的皮肤;吸毒者自杀或打架斗殴留下的躯体瘢痕;大汗、流涕、哈欠和鸡皮疙瘩等可见于戒断症状出现时;消瘦和营养不良。精神检查可发现患者反应迟钝、精神恍惚,大量吸毒后可见嗜睡、昏迷等,中毒时可有幻觉,思维内容围绕海洛因;有的出现妄想,情绪不稳、敌意,意志活动减退,生活懒散,记忆力下降,人格衰退、人格障碍等。

3.实验室检查和辅助检查　　实验室检查无特异性。海洛因依赖在停用药物后24～72h 小便中可检测到其代谢产物吗啡,共用注射器者可能发现 HBV、HCV、HIV 阳性,肝功能异常等,戒断时外周血白细胞和皮质醇可升高,有其他躯体并发症者可发现相应的改变。心电图可发现房室传导阻滞、早搏、房颤等;胸片可发现肺纤维化、肺气肿、肺结核等。

(二)有关阿片类药物精神障碍的诊断标准

《中国精神疾病分类方案与诊断标准第三版》(CCMD-3)中阿片类药物所致精神障碍包括在有关精神活性物质所致精神障碍中。

1.有关精神活性物质所致精神障碍的诊断标准　　精神活性物质是指来自体外,可影响精神活动,并可导致成瘾的物质。常见的精神活性物质有酒类、阿片类、大麻、催眠药、抗焦虑药、麻醉药、兴奋剂、致幻剂和烟草等。精神活性物质可有医生处方不当或个人擅自反复使用导致依赖综合征和其他精神障碍,如中毒、戒断综合征、精神病性症状、情感障碍,及残留性或迟发性精神障碍等。

(1)症状标准:

①有精神活性物质进入体内的证据,并有理由推断精神障碍由该物质所致。

②出现躯体或心理症状,如中毒、依赖综合征、戒断综合征、精神病性症状,及情感障碍、残留性或迟发性精神障碍等。

(2)严重标准:社会功能受损。

(3)病程标准:除残留性或迟发性精神障碍外,精神障碍发生在精神活性物质直接效应所能达到的合理期限之内。

(4)排除标准:排除精神活性物质诱发的其他精神障碍。

(5)说明:如应用多种精神活性物质,可做出一种以上精神活性物质所致精神障碍的诊断。

2.有害使用的诊断标准　　反复使用精神活性物质,导致躯体或心理方面的损害。

(1)症状标准:有反复使用某种精神活性物质导致心理或躯体损害的证据。

(2)严重标准:社会功能受损。

（3）病程标准：最近1年中，至少有一段时间符合症状标准和严重标准。

（4）排除标准：排除更重的亚型诊断，如依赖综合征、戒断综合征，或精神病性综合征等。如已诊断这些亚型，就不再诊断有害使用。

（5）说明：急性中毒不至于导致明显心理或躯体健康损害（有损害的证据）时，不用本诊断。

3.依赖综合征的诊断标准　反复使用精神活性物质导致躯体或心理方面对某种物质的强烈渴求与耐受性。这种渴求导致的行为已极大地优先于其他重要活动。

（1）症状标准：反复使用某种精神活性物质，并至少有下列2项。

①有使用某种物质的强烈愿望。

②对使用物质的开始、结束或剂量控制的自控能力下降。

③明知该物质有害，但仍应用，主观希望停用或减少使用，但总是失败。

④对该物质的耐受性增高。

⑤使用时体验到快感或必须用同一物质消除停止应用导致的戒断反应。

⑥减少或停用后出现戒断症状。

⑦使用该物质导致放弃其他活动或爱好。

（2）严重标准：社会功能受损。

（3）病程标准：最近1年中某段时间符合症状标准和严重标准。

（4）说明：包括慢性酒中毒、发作性酒狂、酒精成瘾、药物成瘾。

4.《美国精神障碍和统计手册第四版》（DSM-Ⅳ）所列具体诊断标准　DSM-Ⅳ阿片类药物有关使用精神障碍有：①阿片类药物使用障碍：阿片类药物依赖；阿片类药物滥用。②阿片类药物所致障碍：阿片类药物中毒（说明有无感知障碍）；阿片类药物戒断，阿片类药物中毒性谵妄；阿片类药物所致精神障碍伴妄想（说明是否发生在中毒时）；阿片类药物所致精神障碍伴幻觉（说明是否发生在中毒时）；阿片类药物所致情感障碍（说明是否发生在中毒时）；阿片类药物所致性功能障碍（说明是否发生在中毒时）；阿片类药物所致睡眠障碍（说明是否发生在中毒或者发生在戒断时）；其他未分类阿片类药物所致障碍。DSM-Ⅳ所列具体诊断标准如下。

（1）药物依赖：药物依赖是一种适应不良的药物使用方式，导致明显的临床损害或痛苦，在12个月的时期内至少符合下列3条表现。

①耐受性，表现为以下1条：a.需要明显增加剂量才会中毒或达到预期效果。b.使用原来同样的剂量效果明显减轻。

②戒断症状，表现为以下的一种：a.所使用药物的特征性戒断症状。b.使用同

类药物能够缓解戒断症状。

③实际使用成瘾药物的剂量及时间比打算的要多、要久。

④总想戒断或控制成瘾药物但不成功。

⑤在获得药物、使用药物或从使用药物引起的效果中恢复过来所花的时间较长。

⑥由于使用药物,放弃或减少了重要的社会、职业或娱乐活动。

⑦尽管明白使用药物可引起持续或反复的躯体或心理问题,但仍继续使用。

在诊断药物依赖时指明:具有生理依赖(有耐受性或戒断症状的证据,表现第1或第2条);不具有生理依赖(没有耐受性或戒断症状的证据,不符合第1或第2条)。并指明病程:a.早期完全缓解。b.早期部分缓解。c.持续完全缓解。d.持续部分缓解。e.接受拮抗剂治疗。f.在限制环境中。

(2)药物滥用:药物滥用是一种适应不良的药物使用方式,导致明显的临床损害或痛苦,在12个月的时期内至少符合下列1条表现。

①反复使用药物不能履行工作、学习和家庭等重要职责(如因使用药物多次无故旷工,工作能力下降,逃学,被学校开除,不能照顾小孩、家务等)。

②在可能引起躯体损害的情况下仍然反复使用药物(如使用药物的情况下驾车或者开机器等)。

③多次因使用药物导致法律问题(如因使用药物后的行为不端被捕)。

④虽然由于使用药物引起了持续或反复的社会或人际关系问题,仍然继续使用(如由于中毒与配偶争吵、打架等)。

上述症状不符合同类药物任何1条有关药物依赖的诊断标准,否则应诊断为药物依赖。

(3)阿片类中毒:

①最近使用某种阿片类药物。

②正在使用阿片类药物或刚用完之后,出现了临床明显的适应不良行为或心理改变(如先出现欣快随即淡漠,心境恶劣,精神运动性激越或迟缓,判断缺损,或社交职业功能受损)。

③正在使用阿片类药物或刚用完之后,产生瞳孔收缩及下列之一:a.嗜睡或昏迷。b.言语含糊不清。c.注意或记忆缺损。

④这些症状并非由于一般躯体情况所致,也不是由于其他精神障碍所致。

(4)阿片类药物戒断:

①满足下列两者之一:a.曾大量长期使用阿片类药物,而目前停用。b.在使用

阿片类药物一段时期后，使用某种阿片类药物拮抗剂。

②在①之后几分钟至数日内出现下列症状3种以上：a.心境恶劣。b.恶心或呕吐。c.肌肉酸痛。d.流泪、流鼻涕。e.瞳孔扩大、汗毛竖起或出汗。f.腹泻。g.打哈欠。h.发热。i.失眠。

③由于②的症状，产生了临床上明显的痛苦和烦恼，或在社交、职业或其他重要方面的功能缺损。

④这些症状并非由于一般躯体情况所致，也不是由于其他精神障碍所致。

（三）鉴别诊断

阿片类药物可使人的认知活动、情感、意志和行为发生改变，阿片类药物依赖者在使用药物、戒断或中毒时均可出现精神症状，而且阿片类药物合并其他药物依赖者比例很高，其他药物依赖也可导致精神障碍。另外，阿片类药物与其他精神疾病的共病率很高，因此阿片类药物依赖者出现精神障碍时，需要详细询问病史、全面的体格检查和精神状况检查及必要的辅助检查来进行鉴别诊断，排除其他器质性或功能性精神障碍。

1.情感障碍　阿片类药物依赖者在使用药物、戒断和戒断后各时期均可出现抑郁、焦虑等情绪障碍，也可有情感高涨、夸大、欣快等体验。戒断后期多半出现情绪低落、自我评价下降、消极、兴趣减退等。阿片类药物滥用者倾向于隐瞒自己的药物滥用病史，需要详细了解病史进行鉴别诊断。

2.谵妄　阿片类药物依赖者在戒断或者中毒时可出现谵妄状态，多发生于高剂量中毒合并使用其他精神科药物者；也可发生于中枢神经损伤或原有脑部疾病，如癫痫等，表现意识障碍、幻觉、行为紊乱、震颤、抽搐等，应注意与其他原因所致的谵妄鉴别。

3.精神分裂症和其他精神障碍　阿片类药物依赖者可有幻觉、妄想等精神病性症状，而且可有生活懒散、孤僻、意志活动减退、情感淡漠、对毒品以外的事漠不关心等，临床表现与精神分裂症或其他精神障碍相似。应了解精神症状与药物滥用出现的时间和因果关系，有的患者可多种疾病同时存在。

4.中毒　海洛因中毒时针尖样瞳孔表现可与其他药物中毒鉴别，但海洛因合并其他药物使用者中毒时症状不典型。应详细了解有无其他药物滥用，进行血液药物浓度及种类分析。

5.人格障碍　海洛因依赖导致人格衰退，出现各种人格障碍；而且既往有人格障碍者药物依赖危险性高，需与原发人格障碍鉴别。

6.其他药物滥用　阿片类药物依赖者合并使用其他精神活性物质比例较高，

需详细询问病史,明确其他精神活性物质使用的种类和程度,了解有无多种药物滥用和依赖的情况。

六、阿片类药物依赖的治疗

现代对阿片类药物依赖的治疗采取医学、心理与社会多方面综合治疗措施。治疗阿片类药物成瘾包括三个方面:首先是终止滥用毒品并治疗其戒断综合征的脱毒治疗,使成瘾者初步摆脱毒品的羁绊;然后进行躯体、心理及社会康复治疗,矫正依赖的行为模式防止复吸;最后进行善后辅导、再训练或扶植其劳动就业,实现重新回归社会,保持毒品戒断。

(一)脱毒治疗

1.美沙酮　美沙酮为合成的阿片类镇痛药,属阿片受体激动剂,口服后能在24~32h有效地控制戒断症状。美沙酮常见的不良反应有便秘、出汗、性欲抑制,妇女有时出现下肢浮肿,美沙酮可与其他中枢抑制剂协同作用强化镇静效能。美沙酮治疗过程中可受阿片受体拮抗剂的催促而诱发戒断症状,它也有致欣快作用,但不如海洛因强烈,具有依赖性。

美沙酮替代递减治疗用于各种阿片类药物成瘾的脱瘾治疗。国内多采取2~3周的脱毒治疗方法。开始时,以适宜的剂量控制戒断症状,美沙酮的初始剂量须参考成瘾者滥用毒品的纯度、滥用量、滥用途径以及戒断症状严重程度和身体状况综合考虑。一般静脉滥用海洛因在1g以上的,美沙酮初始剂量为30~40mg/d,而吸入滥用者可从10~20mg/d开始。首次剂量后应根据戒断症状的控制程度、瞳孔的变化及对美沙酮的耐受情况上下调节剂量,以5~10mg/d进行调整。一般在2~3周内逐渐减少至完全停止用药,减药原则是先快后慢。当戒断症状控制得较稳定时,可以每日20%的用量减少,减至10mg/d时可放慢减药速度,每1~3d减1mg;最后在规定的时间内坚决完全停止用药,停药后对稽延性戒断症状用其他药物来对症处理。

2.丁丙诺非　丁丙诺非是阿片受体部分激动剂,兼具激动和拮抗阿片受体的活性。它的激动活性可用来作为阿片类成瘾的替代治疗,缓解戒断症状;它的拮抗活性决定其依赖活性比纯激动剂轻。有研究报道,丁丙诺非自身的依赖潜力很低,与纳曲酮相似,在治疗中具有阻断海洛因的致欣快作用,从而减轻心理渴求。

丁丙诺非有注射和舌下含服两种剂型。使用方便,有效时间长,对轻、中度戒断症状可基本控制。根据依赖者症状的轻、中、重程度不同,平均每日分别给予丁丙诺非3.0mg、4.0mg和6.0mg舌下分3~4次含服,最大剂量不超过8mg/d。充分治疗期为 4d,然后递减,至第 7 日停药。

3.α_2 受体激动剂 包括可乐定和洛非西定。可乐定原为抗高血压药物,现已获得公认能有效抗阿片类戒断症状。用于脱瘾治疗有以下特点:作用快,系阿片类的不成瘾药物,不致欣快,脱瘾的成功率高,可较快地过渡到纳曲酮治疗。可乐定常见的不良反应为口干、倦怠、头晕、便秘和直立性低血压,不适用于年老体弱者,禁用于心、脑血管病患者或肝肾功能障碍者。

可乐定脱瘾治疗的用量根据患者的年龄、体重、健康状况、吸毒史、毒品用量及对本药的耐受性而定。一般住院治疗时最高日量以 $14\sim17\mu g/(kg\cdot d)$ 为宜,可达 $1.2\sim1.5mg/d$,每日 3 次分服,以 8h1 次最佳。第 1 日剂量不宜太大,约为最高日量的 2/3,第 2 日增至最高日量,从第 5 日开始逐日递减 20%,第 11 或第 12 日停止给药。可乐定治疗需在住院条件下,由有经验的医生执行治疗,治疗时应注意护理,治疗前 4d 应使患者尽量卧床休息,避免活动,治疗时不要突然改变体位,应缓慢进行。头昏者应有人照料,出现头昏、眼花、心慌、脸色苍白或晕倒时应使患者平卧,置头高足低位,如连续发生直立性低血压或卧位血压持续低于 12.0/6.7kPa(90/50mmHg),应减少日剂量的 1/4 并注意观察。治疗过程中应注意监测血压,尤其对于体重较轻、进食不佳、基础血压偏低、对本药敏感者更需注意观察护理。

洛非西丁(商品名:凯尔丁)是可乐定的同类药物,同属 α_2 受体激动剂。洛非西丁的药理作用与可乐定相似,同样具抗阿片类药物的戒断症状的作用,起效迅速,能全面控制戒断症状。它虽然也有降低血压和镇静的作用,但与可乐定相比,不良反应较轻,血压下降不严重。

4.梯度脱毒治疗 目前认为梯度脱毒治疗是一种科学有效的脱毒治疗方法,即在脱毒治疗早期使用阿片受体激动剂美沙酮,中期使用阿片受体部分激动剂丁丙诺非,后期使用可乐定或洛非西丁等非阿片受体激动剂。

5.其他中、西药物对症治疗 抗精神病药、曲马朵、东莨菪碱、镇静催眠抗焦虑药、抗抑郁药等,作为对症治疗药物有一定的效果。一些中成药戒毒片剂或口服液如福康片、灵益胶囊、一安口服液、济泰片、扶正康冲剂、安君宁微丸、正通宁冲剂等对阿片类戒断症状有一定的疗效。

6.阿片类药物中毒的治疗 对阿片类药物中毒的治疗基本与其他药物中毒的治疗相同。基本原则是保持呼吸道通畅、吸氧、调节水盐及电解质平衡、严密监测生命体征、对症支持治疗等。由于阿片类药物中毒一般以注射毒品为主,因此一般不需要洗胃;一旦确定阿片类药物中毒,应尽早、足量给予阿片受体拮抗剂纳洛酮进行治疗,并可反复使用和维持足够的治疗时间。意识障碍较轻者首剂量 0.4mg 肌内或静脉注射,意识障碍明显者首剂量 2mg 静脉注射,必要时可重复使用,总量可到 20mg/d,持续观察时间不少于24～48h。使用纳曲酮可能诱发戒断反应,出现烦躁、焦虑、行为紊乱等,应加强护理,严防意外。

(二)康复治疗

1.药物治疗

(1)躯体康复治疗:包括对脱毒后稽延性戒断症状、躯体并发症和共患精神疾病的治疗,主要以内外科及精神科药物对症治疗为主。如使用抗精神病药治疗幻觉妄想,使用抗抑郁药治疗抑郁,使用锂盐治疗双向情感障碍等,使用这些药物时要注意它们与依赖药物的相互作用。

(2)纳曲酮(NTX)防复发治疗:纳曲酮是纯粹的阿片受体拮抗剂,对脑内的阿片受体有很强的亲和力,可阻断阿片类药物作用于这些受体,当阿片类药物依赖者经过脱瘾治疗消除躯体依赖性后,给予纳曲酮治疗,使之与阿片受体结合;此时如再用阿片类药物,因阿片类受体被阻,便产生不了快感,阿片类药物便失去了强化剂的作用。也可在吸毒后不致产生躯体依赖,减弱负性强化作用;复吸的可能性由此减少,纳曲酮服用者不再有强烈的求药行为。另外,使用 NTX 有助于稽延性戒断症状的消退。使用 NTX 后可出现无力、疲乏、不安、焦虑、失眠、食欲不振等不良反应。大剂量的 NTX 可出现中毒性肝损害,出现转氨酶升高等。还有报道 NTX 可诱发情绪障碍,如心境恶劣、抑郁状态等。

NTX 的治疗程序:纳曲酮治疗前,阿片类药物成瘾者必须进行充分的脱瘾治疗,催瘾实验阳性者不能开始 NTX 治疗。开始 NTX 治疗时应缓慢加药,开始时给予 25mg,观察 1h,如确定无戒断症状,再加 25mg,即给足首日治疗量 50mg。巩固治疗剂量以 50mg/d 开始,已能起到阻断阿片激动的作用,每周一至周五,每日服 50mg,每逢周六服 100mg。另一种巩固治疗方法是每隔日给药 100mg 或每 3 日给药 150mg。据研究,给药间隔时间越长,阻断作用越轻。近年国外的给药方案为每周一和周三各服 100mg,周五服 150mg。

(3)美沙酮维持治疗:人工合成阿片类药物如美沙酮、长效美沙酮等作用时间长,无明显欣快作用,依赖潜力较低,长期使用这类药物可降低对非法药物如海洛因的需求,可改善工作能力,降低非法药物使用导致的违法犯罪,减少 HIV 传播。

2.心理社会康复治疗　阿片类药物依赖是生物、心理、社会等因素综合作用所致,依赖后导致一系列心理行为问题和人格改变,影响了家庭社会功能,多种因素均可导致复发。药物依赖的康复是一个从开始放弃使用药物,通过改变自身和人际间的行为模式,最终保持稳定戒断的漫长过程,主要采用以下心理社会康复治疗。

(1)治疗社区:治疗社区(TC)是一长期住院治疗模式,主要针对较严重的海洛因依赖者。在 TC 中,主要是居住成员自己管理自己,TC 以家庭的形式进行集体生活,各成员均分担不同的角色,强调严格的等级制度,奖罚分明。TC 的目标是协助个人通过集体生活而自我成长起来,改变以往的生活模式。通过各种治疗程序来修正自己的人格问题,改善人际关系,树立对自己行为负责的观点,成员通常应在 TC 中居住6~12 个月以上的时间。在 TC 中,他们将接受各种辅导,如心理、职业、教育、家庭辅导等,学习各种知识,接受各种技能训练,在 TC 中实现从新社会化,彻底戒断毒品。

(2)认知行为治疗:认知治疗是由 Beck 等最初发展用于抑郁和焦虑治疗的,经修改用于物质滥用的治疗。其理论基础是通过识别并改变患者不合理的认知,来减少或消除不良的情绪或行为(如药物滥用)。对药物依赖者进行认知行为治疗的主要目的在于改变导致药物滥用者适应不良行为的认知过程;对导致药物使用的一系列事件进行干预;帮助患者有效地应付对药物的心理渴求;促进发展不滥用药物的行为和社会技能。

(3)预防复发训练:预防复发训练中最常见的模式是从 Marlatt 等应用认知行为技术发展起来的,目的是帮助患者加强自我控制来避免物质依赖的复发。预防复发技术包括:帮助患者识别促发心理渴求的情绪和环境因素;帮助发展和训练应付内外应激以及复发高危情景的方法;探讨导致药物使用的决定过程并帮助患者改变扭曲的认知;帮助患者从偶尔短暂的复发中了解导致复发的因素,发展有效的早期干预方法;帮助患者发展应付负性情绪的方法,发展社会支持网络;帮助患者建立健康的生活方式等。

预防复吸的原则是明确每人的高危情境;学习应付高危情境的技能;学习放松和应激处理技能;思考成瘾活动短期和长期后果;如果发生偶吸,该采取什么行动;通过训练控制行为;学会观察渴求而不是付诸行动;检验自己的生活方式,发展替代性成瘾行为;建立复吸警报系统,及时发现复吸的危险信号。

(4)动机强化治疗:动机强化治疗以认知行为治疗、就诊者中心治疗、系统论和社会心理劝说技巧为基础。治疗者运用投情和积极的倾听,讨论患者有关赞成或反对药物滥用的观点,明确患者的治疗目的;探讨要达到这些目的有关矛盾等,达到帮助患者加强治疗动机的目的。动机强化治疗的主要技巧是促动性交谈(MI),其原则是表达通情、发现差距、避免争论、化解阻力和支持自信等。主要技术要点为开放式提问、主动性倾听、找到切入点、支持肯定和进行小结。

（5）行为治疗：行为治疗是通过应用行为医学的某些理论，如经典条件反射、学习理论、强化作用、操作条件反射等，帮助患者消除或建立某种行为，从而达到治疗的目的。

①操作行为疗法：通过奖励患者出现所期望的行为（如表现出依从于治疗）和惩罚患者所表现的不期望的行为（如与复发有关的行为），来达到消除成瘾行为的目的。如用代币奖励尿检结果阴性者，代币可用来交换一定的物品（如电影票），或者通过家庭成员或同伴的强化，即"社区强化"，来促使患者戒断。

②奖罚性处理：是一种以合约的奖励或惩罚条件，来奖励药物戒断或惩罚与使用药物有关的行为。对使用毒品的惩罚包括法庭的传票、对雇主或家庭成员的罚款通知单等。条件性处理应定期随机进行有关滥用药物的尿监测，如果惩罚的条件是以配偶、雇主等他人来承担，首先应与患者签订书面的合同。

③线索暴露治疗：它基于巴甫洛夫的条件反射消退模式，将患者暴露于引发药物渴求而又防止其真正使用药物的环境中，这样反复经历与药物有关的强化来消除对药物的渴求。线索暴露可配合放松技术、拒绝药物训练来促进条件反射性对药物渴求的消退。它可作为预防复发训练的一个内容。

④心理动力学治疗：主要目的是帮助患者领悟潜在的心理冲突，通过寻求健康的方式来达到希望和目的，摆脱用成瘾药物满足愿望和需求的方式。

（6）小组治疗：将药物滥用者组成治疗小组，在心理治疗者的引导、启发与帮助下，定期集会，采用各种心理治疗技术，促进药物依赖者保持戒断和康复。集体心理治疗具有如下优势：即通过成员之间的交流与交往，产生一种共同归属感，能相互理解、认同和接受。这对于战胜因药物滥用而引起的孤独、羞耻、内疚等情感有重要的作用；有利于理解药物滥用对他们生活的影响，加强对自己和他人的情感和反应的理解，学习更健康地交流他们的需要和情感等，增进人际沟通能力。集体也可提供积极的同伴压力，提供社会支持，树立乐观和希望，互相交流学习成功信息和经验；集体可提供模范作用，根据来自集体的信息反馈来调整自己的情绪和修正自己适应不良的行为，促进患者行成健康的行为方式。定期参加集体治疗可使治疗者和其他成员注意到早期复发的症状，并采取相应的措施。

小组治疗的规模为8～12人/组，治疗频率为2次/周，1h/次。辅导员的功能为组织、引导、维持小组。小组技术为保持安全环境、保密、鼓励积极交流、做好联络工作、帮助成员保持在"此时此刻"。小组规则为非评判性接受他人、愿意暴露自我、所有成员参与、尊重隐私、认识小组的重要性、寻求小组支持、尊重他人、愿意接受反馈。

（7）家庭治疗：家庭治疗的各种理论取向包括结构的、心理动力的、系统的、行为的等途径。家庭治疗在脱瘾一段时间后开始进行，它涉及核心家庭成员、成瘾者的配偶（婚姻治疗）、同胞兄妹、所有家庭成员或主要社会支持人员。治疗者指导他们如何面对成瘾者以帮助他们康复，包括鼓励家庭支持成瘾者操守，向家人提供成瘾者对有关药物的态度，要求家人督促成瘾者参加治疗或自助集体，支持成瘾者适应社会和工作；指导他们如何保持婚姻关系和相互交流，如何解决分歧，改善人际关系，如何与药物滥用的同伴接触等。家庭治疗是治疗青少年药物滥用的有效方法之一。

多维度家庭治疗（MDFT）1987 年由美国 Howard 博士等创立，主要针对物质滥用青少年。MDFT 已形成了一整套完整的理论、干预原则、干预策略和干预方法，并有具体治疗及培训手册。MDFT 以发展心理学和发展病理学为理论基础，从多个方面进行干预，促进青少年各方面功能的正常发展，减少药物滥用和其他行为问题。多维度家庭治疗的疗程一般为 5 个月左右，分 3 个阶段。治疗最初 1 个月的目标是与青少年、父母及家庭外系统建立良好的合作关系，对青少年药物滥用进行综合性多维度评估，了解青少年药物滥用、家庭环境和社会生活环境等情况。第二阶段 2～3 个月，以解决问题为主，促进青少年各方面功能的恢复，帮助青少年学习交流技能，应对应激，提供就业训练等；帮助父母学习如何面对和帮助吸毒者，改善家庭关系，同时与学校、社区、司法系统等合作一起帮助吸毒者远离异常发展的道路。第三阶段约 1 个月，主要是强化在治疗中学习的观点、技能和行为生活方式，为现实生活作准备。MDFT 可有效改善青少年药物滥用和其他行为问题，提高学业和改善家庭功能，MDFT 在美国已得到广泛认可，美国药物滥用研究所（NIDA）已把 MDFT 作为现代科学有效的治疗方法进行推广应用。

（8）生活技能训练：生活技能是指一个人有效地应付日常生活中的需求和挑战的能力。许多青少年开始使用药物和继续使用药物与生活技能缺乏有关，对青少年提供生活技能训练可预防青少年使用药物和预防复发。其内容有认识毒品、提高自信自尊、善用闲暇时间、应付不良情绪和压力、拒绝诱惑、知道如何说"不"、找出对你最重要的东西、如何交朋友等，对药物依赖者预防复吸、帮助其形成健康的生活方式、适应社会有积极意义。

生活技能训练的辅导员是作为激发者和组织者，而非指导者。训练的形式以小组活动为主，内容灵活多样，以训练对象的需求为中心。生活技能训练强调小组参与性和强调重复和强化。生活技能训练的方法丰富多样。例如讲解、示范、使用辅助材料、讨论、头脑风暴、问题树、反馈强化;游戏如姓名解释、聚类、鞋子、破冰活动等;各种小组活动及家庭练习;其他如娱乐活动、体育活动、体能锻炼;放松训练、冥想等。

(9)自助小组:NA(匿名戒毒协会)类似于 AA(匿名者戒酒协会)的 12 步程序,为康复期的药物滥用者提供定期集会的场所;为他们提供重要的支持,通过集体的力量帮助患者从依赖的药物中自拔出来。NA 为那些前吸毒者和希望戒毒的人员提供集会场所,在同伴的帮助下,他们能相互支持和鼓励戒毒,并劝导其他人不要染上滥用药物的恶习。这种组织不仅为寻求治疗的人提供了动力,而且为前吸毒者进行重新整合提供支持。定期参加这些自助组织,接受同伴的支持,以药物滥用对自己的危害,戒断后健康生活的益处,来反复提醒或鼓励自己,接受避免复发的建议等,保持操守和良好的社会功能。

(10)善后服务:善后服务是康复程序的一个组成部分,指在初步的治疗和康复后,继续对患者进行各种心理社会干预,促进患者继续康复,保持和巩固所取得的疗效。在实施过程中,其治疗的时间、地点,治疗的种类及治疗者都各自不同。一般是在门诊、中途宿舍或在开放的康复医院进行,善后服务的时间有的固定在 3 个月、6 个月或 12 个月,有的治疗时间较灵活。善后服务包括集体治疗或家庭治疗,心理咨询,个别心理治疗,参加各种自助组织等方式单独或联合进行,提供善后服务的可能是心理学家或社会工作者。

(三)回归社会

阿片类药物依赖者长期脱离主流社会,需要改变既往生活模式、重新回归社会,才能保持长期戒断。回归社会的内容包括心理行为矫正、重塑健康人格、脱离吸毒环境、重建健康家庭关系和健康生活方式、从事正当职业等。回归社会的原则是需要社会各部门的密切配合、改善吸毒者的生活环境、正确对待吸毒者、对吸毒者进行危机干预、吸毒者心理技能的训练以及解决后顾之忧等。

总之,药物依赖的康复是一个长期的过程,可能需要反复多次的治疗。药物脱毒治疗只是整个治疗的第一步,必须进行后期的心理社会康复治疗。药物依赖是一种复杂的疾病,应采取综合性治疗方法,应针对不同的依赖者的特点,采取不同的治疗方法,满足患者的不同需求,如采用药物治疗与心理治疗、行为治疗相结合,或以心理治疗和行为治疗为主。在治疗过程中应定期评估治疗效果,根据治疗对象的需求和问题不断调整治疗计划和治疗方法。治疗时间对药物依赖者的治疗成功非常关键,小于 3 个月的治疗效果很有限,应尽量延长治疗时间。父母和家庭在青少年药物依赖治疗中起重要的作用,应发挥父母和家庭在治疗中的积极作用。

心理咨询和其他行为治疗在青少年药物治疗中起着重要作用,家庭治疗和行为治疗是药物依赖治疗的主要手段。药物依赖者合并其他躯体精神疾病者较多,应同时治疗药物滥用和共患的其他精神和躯体疾病。

第二节　酒精中毒

饮酒在人类已有悠久历史,在我国广阔的土地上,各地饮酒已形成特有的风俗和习惯,并称之为"酒文化"。但饮酒对个体的身心健康而言,其危害性十分明显,尤其在我国部分地区,饮酒问题比较突出。本节重点讨论酒中毒有关概念及临床诊断相关问题。

一、基本概念

酗酒和嗜酒是通俗用名称,前者指没有节制地饮酒,后者指有饮酒的嗜好和习惯。

1.酒中毒　此名称虽在习惯中经常使用,但对其含义的认识并不一致,因它可具有多种不同含义,既可指习惯性饮酒,也可指因超量饮酒而所致的躯体、精神与社会功能损害,也有认为是一个特殊疾病单元,因此概念比较含糊。

2.酒滥用　所谓滥用是指"胡乱地、过度地使用"。饮用者不顾饮酒给个体带来的种种不利影响,仍不加节制地饮用,如经常因饮酒影响劳动纪律,或常因酒后开车被罚款或造成交通事故,或因饮酒造成躯体或精神损害等。ICD-10 称为有害性饮酒,指饮酒引起个体躯体性或精神性的损害,强调了饮酒的医学后果;并特别指出如果存在依赖综合征,则不应诊断为有害性饮酒。因此酒滥用包括过度饮用及带来的后果。有些出于社交需要的人群,也可能经常饮酒,偶尔也会醉酒,但一般不造成不良后果,而且多能自加节制,与酒滥用不同。

3.酒依赖　指一种带有强迫性的饮酒行为,个体对酒有强烈的渴求心理,或饮酒行为已失去控制,饮酒成了生活中优先于其他事情的选择。一般具有下列特征。

(1)精神依赖:患者有强烈地难以自控的渴求饮酒的愿望,为了达到饮酒目的,可以不采纳任何劝告,不考虑一切社会及健康后果,把饮酒视为生活中的头等大事。

(2)耐受性:饮酒需要量随着时间推移不断增加,但耐受性形成也存在个体差异,有的人长期饮酒,饮用量仍可停留在原来水平或稍有增加。

(3)对饮酒行为失去控制:常见在任何场合下,只要一端起酒杯,就失去节制能力,非醉不休,而造成屡屡误事,但不吸取教训。

(4)躯体依赖:停止饮酒或骤减酒量,会出现躯体戒断症状。但也发现,有不少酒依赖者可以具备其他特征,不一定存在躯体依赖。有人报道在酒依赖者中仅5%有过严重戒断症状的体验。因此,在临床上有人主张把躯体依赖视为诊断酒依赖的充分条件,但并非是必备条件。

(5)出现各种并发症:当酒依赖进展到一定程度,全身各器官系统会受到损害。

DSM-Ⅳ所提出与酒相关障碍之概念比较明确,而且列出了诊断的具体标准,较为实用。该诊断项目下分为两个大类,第一类为酒使用障碍,包括酒依赖与酒滥用;第二类为酒所致障碍,包括酒中毒、酒戒断反应和酒中毒所致的神经、精神及其他障碍。以下为 DSM-Ⅳ 所制订有关障碍的诊断标准。

（一）酒滥用诊断标准

(1)导致有临床意义的损害或苦恼的适应不良饮用模式,其表现至少有下述 1 项,并且总是发生于 12 个月内。

①反复饮酒导致不能履行工作、学习或家庭的主要职责(例如多次旷工或工作质量低下;引起旷课、停学或被开除;忽视照顾子女或家务)。

②反复在对躯体有危险的情况下仍继续饮酒(如躯体有损害时驾车或操作机器)。

③反复因饮酒发生法律问题(如妨碍治安而受拘)。

④尽管饮酒引起持久或反复发生的社交或人际关系问题或被这些问题加重(如为醉酒而与配偶经常争吵、打架),但仍继续饮用。

(2)症状从不符合酒依赖诊断标准。

（二）酒依赖诊断标准

一种导致有临床意义的损害或苦恼的适应不良的酒饮用模式,其表现至少有下列 3 项,并且是发生于同一个 12 个月内的任何时间。

(1)有耐受性。

(2)出现戒断症状。

(3)饮酒的量或时间超过原来打算的用量或时间。

(4)长期希望或多次努力减少或控制酒的饮用,但未成功。

(5)竭力去满足饮酒需要。

(6)由于饮酒而放弃或减少了重要的社交、职业或娱乐活动。

(7)尽管知道长期饮酒很可能引起持久或反复发生的躯体或心理问题或使这些问题加重,但仍继续饮酒。

　　ICD-10 提出的酒依赖定义和诊断标准基本与此类似。定义认为依赖是继反复饮酒几个月或几年后所产生的一组心理综合征,因此称为依赖综合征。根据 ICD-10 的诊断标准,如果患者过去某个时间同时出现下列症状中的 3 个或 3 个以上,可成立诊断。

　　(1)对饮酒有强烈的渴望感。

　　(2)无法控制饮酒行为。

　　(3)停饮或减少时出现戒断症状。

　　(4)有耐受性证据。

　　(5)因饮酒而逐渐忽视其他的快乐或兴趣。

　　(6)不顾其明显的危害后果而坚持继续饮酒。

二、急性酒中毒

　　急性酒中毒指一次大量饮酒所引起的行为和心理状态改变。关于急性酒中毒的分类,各学者观点并不相同。英美学者采用二分法,即普通醉酒(单纯醉酒)和病理性醉酒;ICD-10 把病理性醉酒定义为:患者酒后突然发生侵犯性、往往为暴力性行为,这种行为不是患者清醒时的典型行为,且患者所饮酒量在大多数人不会严重中毒。德、日学者采用三分法,把急性醉酒分为 3 种类型,即普通醉酒、复杂醉酒和病理醉酒。我国司法精神病学者普遍采用三分法,并应用于司法鉴定实践中。因此,可以认为急性酒中毒类型中的普通醉酒和病理醉酒的分类地位基本明确,对复杂醉酒尚存争议。

(一)临床表现

　　根据文献,将 3 种醉酒的基本临床表现分述如下。

　　1.普通醉酒　发生在一次大量饮酒后,发生及其表现与血中酒精浓度有密切关系,随着血中酒精浓度升高,逐渐出现下列表现:开始时出现脱抑制现象,如兴奋话多、情绪欣快、易激惹、控制能力减弱,如与人争辩,容易发生争殴及性轻率行为,交通肇事等。有的表现情感迟钝、动作缓慢、反应不敏、嗜睡。躯体可出现酩酊现象,如手、唇颤抖,走路蹒跚(醉步),口齿不清,面色潮红或苍白,呕吐等。继之进入睡眠状态。清醒后对过程有不同程度遗忘。

　　归纳普通醉酒的诊断条件一般有以下几种。

　　(1)出现在一次大量饮酒后。

　　(2)醉酒的精神和躯体改变逐渐发生与发展,与饮酒量增加有关。

　　(3)行为和言语内容与其平日的性格、思想及现实环境有密切联系。

(4)存在躯体运动障碍。

(5)对过程能基本回忆或不同程度遗忘。

2.复杂醉酒　与普通醉酒是量的差别。与普通醉酒相比较,复杂醉酒时的意识障碍较为严重,通常还出现幻觉、错觉和片断妄想,有较为明显的精神运动性兴奋表现,事后遗忘也比较严重。具体特征:

(1)出现在一次大量饮酒后。

(2)随饮酒量增加而逐渐出现明显的精神运动性兴奋。

(3)行为特征与其原来性格和现实环境有一定联系。

(4)病前多有异常人格基础。

(5)存在明显的意识障碍,有错觉、幻觉、片断妄想及狂暴行为,可产生原始反应或短路反应,而酿成攻击、伤害事件。

(6)存在躯体运动障碍。

(7)发作后对过程大部分遗忘。

(8)可反复发生。

3.病理醉酒　有的临床医生有一种误解,认为这是一种程度严重的醉酒状态,这种认识是错误的。所谓病理醉酒指的是一种特殊的醉酒形式,发生与个体特殊素质有关,饮用小量酒后便可发生,突然性地出现严重意识障碍,呈现朦胧或谵妄状态,伴有错觉、幻觉及恐怖性被害妄想,可发生无目的的攻击行为,多为凶杀。

4.其他类型醉酒

(1)宿醉:是一种急性醉酒后症状缓解不完全状态,醉酒后睡过一夜,次日仍处于轻度酩酊状态,并有某些精神及躯体变化。

(2)泥醉:是一种深醉状态,全身衰弱无力,意识处于昏睡程度,往往先经过其他醉酒状态或阶段发展而来。

(3)短暂记忆缺失:又称酒精中毒性黑曚,这是一种特殊的酒后状态,患者饮用一定酒量之后,当时意识清醒,言谈举止大体如常,事后却对饮酒期间及酒后一段时间内发生的事丧失记忆,遗忘时间跨度数小时或数日不等。Goodwln 等(1965年)曾收集 64 名该类病例,大多在狂饮之后并无明显精神异常,少数出现了神游状态,走出很远距离后突然清醒,而不明其来由。

(二)病理醉酒的诊断及相关问题

由于病理醉酒是一种特殊的醉酒类型,在司法精神病学鉴定方面具有重要意义。诊断为病理醉酒的案例,一般评定为无责任能力,但对于其概念的理解和具体诊断条件的掌握,每个鉴定人员的认识并不完全一致,因此有必要加以细述,以取得一致的认识。

1.概念的发展　19世纪末、20世纪初已有不少学者对确立病理醉酒的概念做出了很大贡献,尤其是Cramer(1903年)明确提出病理性醉酒之名称,并提出诊断三大条件:①有某种明确的病理基础证据。②有对醉酒发生起促发作用的诱因。③发作时症状表现有心情沉闷、谵妄、错觉、运动障碍、瞳孔变化及发作终止后的睡眠状态等。并具体指出所谓病理基础包括有先天性和后天性的,如癫痫、精神发育迟滞、脑外伤、老年性精神病早期、器质性脑疾患、慢性酒精中毒、神经衰弱、神经质、人格异常等。作为诱因的有过度疲劳、传染病恢复期、性生活过度、气温剧烈变动、暑热、中毒、情绪激烈变化等。他指出,病理性醉酒的起病形式多种多样,有突然发生的,持续时间为几分钟至15min,偶有达1h以上;发作后深睡,清醒后有记忆缺损,但不一定完全遗忘。

Cramer还认为,普通醉酒与病理醉酒之间存在移行状态,但他没有进一步指出移行状态的特征及具体名称。此外,他还认为病理醉酒时所出现的各种意识障碍表现均可见于普通醉酒时。

以后,其他学者对病理醉酒补充了一些症状,如称病理醉酒时可见到刻板运动(如手足有节律性的反复运动)或单调、刻板的思维内容。与普通醉酒不同,病理醉酒患者即使已卧在床上,但仍持续兴奋,不能入眠。Krafft-Ebing,Bonhoeffer指出,在普通醉酒时通常出现的言语障碍、步态蹒跚在病理性醉酒时并不存在。心境上除了常见为沉闷外,也有出现欣快、抑郁、自杀意念、夸大妄想的。持续时间可达数小时,甚至1d以上。

Binder(1935年)通过对一组醉酒的研究,提出了醉酒的详细分类法,并对各类醉酒的临床表现作了详尽描述。他把急性醉酒分为:①单纯醉酒(即普通醉酒)。②异常醉酒:包括复杂醉酒及病理醉酒,后者又分为朦胧型和谵妄型。

他认为复杂醉酒与单纯醉酒仅是量方面的差异,而病理醉酒与单纯醉酒存在质方面的不同。

Binswanger(1935年)把介于普通醉酒与病理醉酒之间的类型称为异常酒精反应,他认为三者之间都不过是量方面的差异,指出病理醉酒缺乏明确诊断标准,表明了他持怀疑态度的立场。

Janzarik(1955年)把病理醉酒的范围限制得相当严格,认为病理醉酒是指这样一种例外状态,即饮用平日不引起醉酒的小量酒精后,出现了精神病理学异常表现,而缺乏普通醉酒时的躯体症状表现。并认为该时所出现的瞳孔强直并不是一种躯体症状反映,而系高度精神兴奋状态所致。

Rauch(1974 午)对病理醉酒之命名持反对意见,认为在病理醉酒时所见到的所有症状都可以在普通醉酒时出现。

Ochernal,Szewczyk(1978 年)从现象学角度出发,把普通醉酒与病理醉酒之间的状态称为轻症病理醉酒,认为与病理醉酒的原因是同样的,仅为症状程度的差别,轻症者即轻症型、未成熟型、顿挫型。

《国际疾病分类》第 10 版(ICD-10)称为"病理性中毒",并特指明此名称仅适用于酒。

美国《精神疾病诊断统计手册》第 3 版(DSM-Ⅲ)(1980 年)和修订第 3 版(DSM-Ⅲ-R)(1987 年)把病理醉酒命名为酒精特异反应性中毒。强调躯体耐受性与病理醉酒发生的关系(DSM-Ⅳ未出现此诊断名称)。

2.临床特征及诊断

(1)发病个体有脑部疾病(如癫痫、脑功能硬化、脑外伤等)及素质基础,也可发生在一定诱因条件下。

(2)引起中毒的饮酒量不大。

(3)意识障碍发生非常突然,一经发生立即达到高峰,多见暴力性行为。没有其他类型醉酒的渐行过程。

(4)发作时思维、情感和行为之间缺乏内在联系,行为脱离现实,无目的性,行为对象无选择性。行为特征与其本人平素人格倾向缺乏联系,也与当时的处境无关。

(5)发作持续时间数分钟、数小时不等,偶尔可持续几日。之后伴以深睡,对发作过程不能回忆。

(6)发作时无躯体运动障碍表现。

3.有关问题探讨

(1)关于引起中毒的饮用酒量:对于这个问题有不同认识,有的学者不主张强调引起病理醉酒的饮酒量;ICD-10 把病理性中毒的饮酒量描述为"对于大多数人来说不会产生中毒"。但是大多数人的平均酒量究竟以多少为限,根据国家、地区和民族而言,相差很大,因此这样的描述显然不切实际,难以掌握。医师主张诊断病理醉酒还是应该坚持小量饮酒原则,小量的标准根据对自身较合适为度,即"饮用平日不引起醉酒的量"。是否可能发生在大量饮酒的条件下,如果存在,也只能认为是一种例外,否则容易造成病理醉酒与其他类型急性醉酒的诊断混淆。

(2)关于普通醉酒向病理醉酒的移行问题:现认为,由于病理醉酒的性质是个体对酒精的特异性反应,因此病理醉酒与普通醉酒具有本质的差异,如果认同两者的移行过程,必然会造成病理醉酒的概念混乱和诊断扩大化结果。病理醉酒是极少发生的病理现象,诊断上宜严格掌握标准。

(3)饮酒试验的诊断价值:饮酒试验对病理醉酒的诊断价值在学术界中尚存争议。加藤认为,病理醉酒时测定血中酒精浓度是有困难的,因此设想创造同样的饮酒条件以促使出现精神症状,并多次定时测定血中酒精浓度,用以判定当时是不是属于病理醉酒状态。饮酒条件包括当时饮用同类酒、同样酒量、同样速度、同样的饮食时间间隔及食用同样食物等。饮酒试验过程中密切观察精神状态表现及测定血中酒精浓度。结果发现,病理醉酒与普通醉酒不同,饮酒开始时,血中酒精浓度上升与饮酒量相比呈低值,但在一定时间后突然垂直性上升。

但某些学者认为,病理醉酒的出现一般是一次性的,很少有再现的可能,因此饮酒试验显得不实际。对单纯从血中酒精浓度来推测精神症状是病理性的还是非病理性的,有不少学者认为是不准确的。虽然如此,但不能就此认为饮酒试验对病理醉酒的诊断毫无价值,从以上所发现的现象,结合当时的脑电图检查结果,尚可作为诊断的参考指标。

三、酒戒断反应(或戒酒综合征)

发生在长期饮酒者突然停饮或减少酒量后,是躯体依赖的表现。戒断反应的严重程度不一,轻度者发生在戒酒 6～28h 内。酒戒断反应按出现时间及严重程度分为 3 个阶段,第一、第二阶段患者意识是清醒的,可出现震颤、烦躁、失眠、躯体不适及一过性幻觉等,DSM-Ⅳ的诊断标准如下。

(1)长期大量饮酒后停饮(或减少酒量)。

(2)在戒酒或减少酒量后几小时或几日内发生至少 2 个下述改变:①自主神经功能紊乱(如出汗、心率加速)。②手震颤加剧。③失眠。④恶心或呕吐。⑤一过性幻觉或错觉。⑥精神运动性激越。⑦焦虑。⑧癫痫大发作。

(3)有上项症状引起有临床意义的苦恼或者社交、职业或其他重要功能的损害。

(4)症状不是由于躯体情况所致,亦不能用其他精神障碍来解释。

震颤、谵妄是酒依赖者的严重戒断症状表现,可发生在停酒或明显减少饮酒量之后数小时至数周内,最常见是停酒 2～3d 后出现。但有时也可发生在持续饮酒的个体。主要临床表现如病名所示,即震颤及谵妄。多在夜间急性起病,部分患者在数日或数周前可出现前驱症状,如睡眠障碍、焦虑、震颤、虚弱等。发病时有大量生动、形象的幻觉和错觉,幻觉以幻视为主,如看到恐怖的面孔及奇怪的小动物等,小动物在地上爬行,或钻天入地;幻听多为指责性的,也可出现其他幻觉。在感知障碍影响下,可引起片断的被害妄想,情绪显得恐惧、紧张,双手乱抓乱划,并可出现逃跑、攻击等行为。

震颤多出现于手指、面部、舌头,也可累及全身,性质粗大。可伴发热、大汗、心率加快等症状。

病程一般持续 3～6d,以睡眠告终,醒后不能记忆发作过程。也可有持续时间较长的,尤伴有其他器质性疾病者。本症的诊断在病史不详的病例有时会有困难。

如果未能及时治疗,可因高热、衰竭、感染、外伤等原因导致死亡。

四、酒中毒所致神经、精神障碍

酒依赖者由于长期饮酒(经过 10～20 年),除了引起内脏器官损害外,还常引起神经、精神方面的改变。长期饮酒引起脑损害可能与下列因素有关:①乙醇对神经细胞(尤其是细胞膜)的直接作用。②乙醇对神经递质、受体及第二信使系统的作用。③进食及吸收不良,发生维生素(主要是维生素 B_1、维生素 B_6 及烟酸)缺乏。④乙醇引起的代谢性改变。⑤长期饮酒使脑血流减少。⑥酒依赖对其他器官的损害(如肝、心)间接影响中枢神经系统。

酒依赖者出现神经、精神障碍时究竟命名为“酒中毒所致”,还是“与酒相关”,各学者主张不一。提倡后者名称的根据是鉴于这类并发症并不一定是酒的毒性所致,因为有的障碍与酒的关系尚不明确,如果从这个角度出发,此名称有其合理性。本书为保持与现行标准化的诊断名称一致(ICD-10,CCMD-3),仍采用“酒中毒所致”或“酒中毒性”之用词。

(一)神经障碍

(1)柯萨可夫综合征(Korsakoff 综合征)。

(2)威尼克脑病(Wernicke 脑病)。

(3)佩拉格脑病。

(4)酒中毒所致小脑变性症。

(5)酒中毒所致多发神经炎。

(6)酒中毒所致肌病。

上述与精神科有关的疾病是柯萨可夫综合征及威尼克脑病,可由震颤、谵妄发展而来,威尼克脑病主要表现为眼肌麻痹、眼球震颤、共济失调及意识障碍,在精神科所遇到的病例不一定典型,需要追溯病史及详细神经系统检查发现。柯萨可夫综合征主要表现为近事遗忘及虚构、错构,但有的人并没有突出的虚构,需与其他脑器质性疾病鉴别。

(二)精神障碍

在长期饮酒的背景上可出现精神活动改变,如人格改变、智能改变、焦虑障碍、睡眠障碍、心境障碍及精神病性障碍。

1.酒中毒所致人格改变　大部分酒依赖者存在不同程度的人格改变,不能很好照料自己,也不关心别人,社会责任心减退,情绪不稳定;生活内容以酒为中心,为了满足饮酒需要,可以置家人的生活于不顾。对于自己的缺德行为,抵赖是通常的事。有的常在大量酒后"撒酒疯",虐待和殴打家人,有的家人不堪忍受时,可能出现反击或杀害行为,而引起法律问题。

2.酒中毒所致智能障碍　发生率约占酒依赖者的8%,轻度认知改变可见于酒中毒所致精神障碍的其他类型,当认知功能全面衰退时,可发展成为痴呆,此时生活不能自理,但因常常酩酊大醉,难以区别该时所表现的状态属于醉酒还是痴呆。

3.酒中毒所致精神病性障碍　具有代表性的是长期饮酒背景上发展的幻觉和妄想状态,一般称为"酒中毒性幻觉症"和"酒中毒性(嫉妒)妄想症",前者多发生在突然停饮(或减量)之后,以幻听、幻视为主要表现,并有继发性被害妄想,意识清醒,持续数小时至数日后自然恢复。也有的发生在长期持续饮酒的基础上,有一例酒中毒性幻觉症患者这样自述:"睡前喝了1斤半白酒,听到很多人在房外说话,说要把我干掉,包括我的二哥及妹妹,当时我害怕极了,想这么多人在房间外,我肯定会被他们打死,我立即起来用饭桌把门顶住,自己拿了一把菜刀站在房门内。整个晚上都听到很多人说要把我打死的声音,我打'110'报警,没理我。到了早上开门想逃,跑到邻家,我对她说有人要追打我,跪下求她,希望救救我,她说根本没有此事,把我赶了出去。"有的患者幻听可较长期存在。后者以嫉妒妄想为主,也可有被害妄想,时间持续可数日,也可多年持久不变。持续存在的精神病性障碍会发生与精神分裂症的鉴别诊断困难。

五、诊断

(一)诊断步骤

目前我国大部分地区,酒滥用及酒依赖还未成为突出问题,因此在临床病史的采集上,常存在注意不够的缺点,有的缺如,有的不详。确实的饮酒史对本类疾病的诊断具有决定性意义,因此仅自述有酗酒史等是远远不够的。在记述饮酒习惯时,要详细记载下列内容:如从何年(或几岁)开始饮酒?是间断性的还是持续性的?每日饮用酒量、酒类及饮食方式如何?是否经常发生醉酒?醉酒时的状态如何？是否有过戒酒决心？突然不饮酒有何感受？平日有无人格及认知功能改变？本次发病有什么饮酒背景(如大量饮用或停饮、少饮)等。

1.精神检查　对本类疾病患者进行精神检查时，首先要了解定向力情况，严重损害时容易判断，问题是在轻度损害时，必须进行深入细致的观察。这类患者涉及自己的饮酒行为时，对于家属所反映事实的隐瞒和抵赖是经常的事，因此经常会出现病史和精神检查结果不符的现象，医生不要轻信患者的陈述。此时在核实病史的同时，要对患者进行细致的思想工作，并观察其平日的言行表现。例如有嫉妒妄想的患者，尽管经常对其配偶盘问及跟踪，但精神检查时可以信誓旦旦地声称对配偶千百个放心。否认幻觉的情况比较少见，描述得一般也很生动、形象，过后却可以抱着半信半疑态度，并不像精神分裂症患者那样坚信不疑。要想通过精神检查了解患者是否确实存在人格改变是一件难以做到之事，绝大多数患者会加以否认，并指责家人诸多不合情理及待之不恭之事实，因此这一方面的判断只能主要依靠病史。

2.体格检查及辅助检查

(1)体格检查:注意面部有无蜘蛛痣、酒渣鼻、伸舌震颤;血压、心率有无变化、心脏有无扩大;有无肝脏肿大;神经系统腱反射是否正常，是否有病理体征、四肢震颤及步态表现;眼部有无眼球震颤或眼肌麻痹。

(2)辅助检查:尽可能采用多项神经心理学测验方法，酒依赖者一般智力及语言能力保持良好，但抽象思维能力、解决问题的能力、视觉空间及感觉运动能力等可存在不同程度损害。

头颅 CT 检查:1/2～2/3 酒中毒者有脑萎缩和(或)脑室扩大(Lishman,1987年)。CT 所见与临床症状严重程度并无密切关系，而且据很多学者研究，发现戒酒后随着时间延长，上述异常变化可获改善。

EEG 变化并无特征性，慢性中毒者可见低电位倾向及对激活试验的反应阈值低下，对诊断缺乏明确意义。

3.诊断的确立　根据可靠病史、精神检查及辅助检查发现，对于典型病例的诊断一般并无很大困难，但诊断名称使用上应尽可能做到具体和严格。有的临床医生习惯于采用笼统的诊断名称，如发现与酒依赖有关的精神障碍时，一概都诊断为酒中毒所致精神障碍。这种诊断方法并不适当，笔者主张在诊断大项目下要细加分类，例如确定是否存在酒依赖情况;目前的精神障碍是属于急性的，还是慢性的;下属哪一种具体类型等，并且分别列出诊断依据，这样才有利于临床水平的提高及开展有关的研究。

（二）鉴别诊断中的实际问题

关于酒中毒性精神病与精神分裂症等内因性精神病的关系，在精神医学发展史上有个认识过程。根据较古典的认识，BleulerE 认为，酒中毒性幻觉症乃是与酒相关的精神分裂症外显化表现，其根据是这些患者与一般人相较，其近亲中精神分裂症患病率高；Bowman 及 Jellinek 等认为酒中毒性幻觉症是内因性精神病发病时的一种症状，并称为"精神分裂症酒徒""schizophrenic drinker"。

以后随着精神医学的发展，特别是诊断标准化之后，对酒中毒性幻觉症或妄想症和精神分裂症已分别制订了诊断标准，两者可以根据诊断标准进行鉴别。但现在最大的诊断困难是在酒依赖基础上，发生持久性妄想、幻觉状态的病例，这种病例有可能出现 3 种诊断考虑：①属于慢性酒中毒性精神病。②酒中毒诱发精神分裂症。③酒中毒与精神分裂症合并存在。

ICD-10 对精神活性物质（包括酒）所致精神病性障碍规定了病程标准，典型病例在 1 个月内至少部分缓解，而在 6 个月内痊愈。

1.诊断标准　DSM-Ⅳ在药物滥用（包括酒）所致精神病性障碍的诊断标准项目下是这样描述的：

（1）明显突出的幻觉或妄想。

（2）从病史、体检或实验室检查，有证据表明下列两者之一：①在物质中毒或物质戒断时或其后 1 个月内出现 1 项症状。②所滥用的药品或物质是本障碍的病因。

（3）更多证据表明此种障碍并非物质滥用所致之精神病性障碍，如症状出现于应用该物质之前；症状在急性戒断或严重中毒之后仍持续相当时期；或症状远超过该物质所用的量及时间，与之不相称；或者有其他证据表明那是一种与物质滥用无关的精神病性障碍。

（4）此障碍并非发生于谵妄之时。

2.诊断原则　根据以上描述，建议对此类病例进行鉴别诊断时参照下述原则。

（1）收集详细病史以了解精神病性障碍发生的背景，如果在饮酒之前已确有精神病史，则所发生的精神病不必勉强与酒中毒联系起来。

（2）尽力寻找存在酒中毒的客观依据，包括实验室的与心理学的。

（3）从精神病症状学方面进行分析。据有些报道，酒中毒性精神病早期患者对自身的精神症状可以保持一定的自知力，而且较少出现形式思维及其他典型的精神分裂症症状。

（4）进行随访观察。大部分酒中毒性精神病患者经过一段时期戒酒观察后，精神症状可以消失;如果仍持续长久存在,而且继续恶化,应考虑独立精神病状态的诊断。

六、酒依赖的药物治疗

酒依赖的根本治疗需要综合性的措施,在此重点介绍药物治疗。

(一)戒酒综合征的治疗

酒依赖的戒酒原则尽量遵循渐行原则,逐渐减少酒量,但有些患者仍可出现一些不适反应。作为一般戒酒综合征,使用药物主要是苯二氮䓬类药,这类药物与酒精具有交叉耐受特征,一般以采用半衰期较长的本类药物为主。有交感神经功能亢进者,可用β肾上腺素能阻断剂如普萘洛尔(心得安)10～20mg,每日3次。

震颤、谵妄属于精神科急诊状态,有生命危险之虞,应进行积极有效的治疗,方法有以下几种。

(1)支持疗法,保持营养摄入,防止水和电解质紊乱。

(2)必要时采取保护性约束措施,防止意外情况发生。

(3)控制谵妄可使用丁酰苯类药(如氟哌啶醇)或苯二氮䓬类药物,如地西泮10mg,每日3次,或劳拉西泮2mg,每日3次,以后剂量逐渐减少。

(4)有癫痫发作者,可口服苯妥英钠,持续发作者,可缓慢静注地西泮10mg,需防止呼吸抑制。

(二)戒酒的巩固治疗

治疗目的是为了巩固戒酒的效果,目前国外较普遍使用的是酒增敏药物,代表性的是戒酒硫又称双硫醒、酒畏等。戒酒硫进入体内后通过阻断乙醇代谢过程而发生效用,使体内乙醇蓄积,从而引起一些症状,称为乙醇-戒酒硫反应,主要表现自主神经症状,如面部潮红、胸部发憋、头痛、出汗、恶心、呕吐、直立性低血压、心律失常、头晕、口渴等,严重者可出现意识模糊、抽搐,甚至死亡。这些反应一般出现在饮酒后15～20min,持续0.5～1h,过程自限,一般不必作特别处理。由于戒酒硫有这些特征,所以重新饮酒者就会反复经历到这种难受体验,从而产生恶性条件反射,而达到戒酒效果。

通常使用剂量每日250mg,一般在晚上服用,排出缓慢,用药期间,甚至在停用后1～2周内,若再饮酒都会出现这些不良反应。对于这些特点和规律,需对饮酒者详情告知,患者在充分接受的前提下,才可以使用这个方法。持续使用戒酒硫最长时间不要超过3～6个月。这种治疗方法如果没有其他心理社会性治疗措施,其效果是有限的,而且危险性较大。

此药在国内尚未生产,所以主要还是依靠其他方法。催吐治疗有一定效果,常用有阿扑吗啡、吐根碱等,反应较大,需患者高度配合。

近年来,人们对酒依赖的神经生化研究发现,5-羟色胺(5-HT)及多巴胺对酒滥用及酒依赖形成有一定影响,所以有人试用 5-羟色胺重摄取抑制剂(SSRIs)及多巴胺受体激动剂对酒依赖者进行治疗,但其前景尚待观察。

(三)酒中毒性神经精神障碍的治疗

(1)对于威尼克脑病及柯萨可夫综合征,现认为其形成与维生素 B_1 及其他维生素缺乏有关,因此治疗上仍采用补充维生素 B_1 及其他多种维生素。

(2)有妄想、幻觉等精神病性症状患者,需要采用抗精神病药治疗,由于该类患者可能存在多种躯体疾病,对药物耐受性也差,应尽量选用不良反应小的药,如奋乃静、舒必利,或第二代抗精神病药,剂量掌握宜比一般人小,逐渐递增。

酒中毒所致精神病性障碍,一般持续时间不长,抗精神病药毋须长期应用。如果持续存在,其药物维持时间可能需要较长。

(3)酒依赖者会经常出现情绪变化,如情绪不稳、易激惹、抑郁、焦虑等,可以使用抗抑郁剂及心境稳定剂。

第三节　精神活性物质所致精神障碍患者的护理

一、护理评估

1.收集主观资料

(1)对阿片类物质依赖者,评估病人滥用阿片物质的开始剂量及目前剂量、使用方式、持续时间。

(2)评估病人有无流泪、流涕、焦虑、烦躁、自伤、易怒、躁动等戒断综合征的表现。

(3)收集新型毒品滥用者的剂量、方法、品种等,观察有无急性中毒症状,躯体依赖的程度和心理渴求感。

(4)评估病人有无被害妄想、嫉妒妄想、兴奋躁动等。

(5)对酒精依赖者,评估其饮酒种类、饮酒量、每日饮酒次数。

(6)是否为规律性饮酒或无节制性饮酒,有无晨饮或周期性饮酒。

(7)是否有兴奋躁动、情绪抑郁、冲动、伤人、毁物、幻觉、妄想、定向力障碍及意识障碍等。

(8)有无急性中毒症状及戒断综合征的表现。

2.评估客观资料

(1)评估病人的一般状况：如职业、文化程度、婚姻状况等。

(2)体格检查：生命体征测量、身体状况、有无外伤等。

(3)评估病人的精神状态：情绪是否平稳、接触是否合作、有无消极言语行为等。

3.相关因素

(1)对阿片类物质依赖者，评估其服用阿片类物质的相关原因：①是否因为好奇心驱使；追求刺激；受家庭成员或朋友影响。②是否心理压力大；经受了失败与挫折。③由于疾病需要：使用阿片类物质后产生依赖所致。

(2)对新型毒品依赖者，评估其滥用毒品的相关因素：①是否因交友不慎、追求刺激。②是否因家庭冲突、社会压力。③是否为了减肥使用毒品，以至于无法摆脱。④还需评估病人家属是否有物质滥用史等。

(3)对酒精依赖者，了解病人有无负性生活事件及相关原因：①病人是否经受了挫折与失败。②饮酒是为了减轻心理压力，还是为了缓解抑郁心境。③是否终日沉溺饮酒；有无因饮酒而产生的负罪感、自卑感及自我放纵等。④是否丧失了对家庭和社会的责任和义务；家庭成员有无嗜酒史。⑤家庭成员对病人的态度，是否能提供有效的支持等。

二、护理诊断/问题

1.焦虑　与个人应对无效、戒断症状、觅酒、觅药行为有关。

2.意识障碍　与药物使用过量、戒断反应有关。

3.营养失调，低于机体需要量　与消化系统功能障碍、食欲下降有关。

4.有对自己或对他人施行暴力行为的危险　与兴奋躁动及幻觉、妄想及觅药行为有关。

5.生活自理缺陷　与生活能力受损、认知功能障碍有关。

6.睡眠型态紊乱　与异常的行为模式及戒断反应有关。

7.家庭应对无效　与病人嗜酒或吸毒后和家庭成员关系紧张、恶化有关。

三、护理目标

(1)病人能控制自己的情绪和行为，未出现觅药、觅酒行为。

(2)急性中毒病人保持生命体征平稳，未出现并发症。

（3）病人能规律进餐，摄取能量，躯体营养情况得到改善。

（4）病人能够认识幻听、妄想，自觉加以控制，未出现暴力冲动行为。

（5）病人逐渐改善与家人的关系，得到家人的谅解与支持。

（6）病人能够积极配合治疗，消除戒断症状，改善情绪和睡眠。

（7）病人能认识有害物质，指出自身的问题。

四、护理措施

1.安全护理　护理人员为病人提供良好的住院环境，确保病房安全和病人的安全。做好对病人和家属的安全教育，严格执行安全检查和探视制度，杜绝各类精神活性物质流入病房。对严重冲动、躁动的病人可采取约束或临时隔离，并有专人护理，避免伤人毁物。

2.治疗护理　可参照精神科药物护理常规。护士应严格执行三查八对，督促病人口服药到胃，防止藏药。阿片依赖者用美沙酮治疗时，按照麻醉药管理规定，严格交接班，确保病人按时按量服药。

3.生活护理　在戒断治疗期间，对于生活不能自理的病人，护士应及时给予帮忙。加强基础护理，如口腔护理、饮食护理、睡眠护理等，及时更换污染的床单、被服、衣服，保证给病人创造清洁舒适的治疗环境。

4.心理护理　护士对病人进行个别心理护理和小组心理护理，给予病人心理疏通、心理干预，及时发现病人的情绪变化，引导病人安心住院，积极配合治疗和护理，顺利完成临床脱毒治疗。

5.精神症状护理　急性期病人可出现中毒性精神障碍，精神症状的护理可参照精神疾病的护理常规，护士要认真观察病人病情，区分中毒症状和精神症状，防止病人冲动伤人，消极自杀，确保病人安全。

6.康复期护理　对病情好转、即将康复的病人，护士应帮助制订近期计划和目标，帮助病人争取其家庭的支持和关心，切断瘾药来源和与供药者的来往，以巩固疗效，防止复发。对于即将出院病人，护士要告知病人按时服药，定期来院复诊，并将进行电话随访。

7.构建良好呼唤关系　良好的护患关系是病人配合治疗的关键所在。护士不歧视病人，尊重病人的人格，既不随意迁就病人，又要满足其合理需求。护士要有耐心和爱心，经常和病人沟通交流，鼓励病人树立信心和勇气，配合医护人员戒除精神活性物质，成功地回归社会和家庭。

8.开展工娱治疗　包括引导式教育、文体治疗、音乐治疗、书法治疗、生物反馈治疗等,提高病人对疾病的认知,使病人充分认识精神活性物质的危害,主动拒绝滥用毒品或酒精。护士向病人和家属开展健康教育,宣传精神活性物质对个人、社会带来的巨大危害,帮助病人应对戒断期间出现的各种不良反应。

9.药物过量的护理　　立即抢救,保持呼吸道通畅,监测生命体征,必要时施行心肺复苏。给予洗胃、催吐,使用拮抗剂。建立静脉通路,尽快使用纳洛酮催醒。使用利尿剂,保持水、电解质平衡。供给能量,心电监护。做好吸痰、吸氧护理,生活护理,防止并发症。

五、护理评价

(1)患者能否有效控制自己的情绪和行为。

(2)急性中毒病人的生命体征是否正常,是否出现并发症。

(3)病人经过良好护理后营养状况是否有显著改善。

(4)病人的精神症状和戒断症状是否得到控制。

(5)病人和家庭成员的关系是否得到改善,是否能主动承担社会责任。

(6)病人的认知和睡眠状态是否改善。

(7)病人是否能正确认识有害物质,能否自觉抵制觅取精神活性物质。

随着中国的改革开放,精神活性物质的种类和滥用人群不断增多,尤其是危害性极大的毒品,从传统毒品到现在的新型毒品。烟草的吸食者、酒精依赖者也趋于年轻化,带来的疾病负担引起更多的重视,还有其他镇静剂成瘾者、网络成瘾者等。

护理人员面对的患者不只是单纯的个体,他们身后有着复杂的社会背景,护士要有良好的专业精神,给予患者更多的理解、宽容和支持,帮助患者顺利完成临床脱瘾治疗。对随时可能出现的突发问题进行有效处理,如患者出现觅药行为时,会不计后果地付诸实施,护士要沉着冷静面对危机,做好突发事件的防控准备,保证患者和自身的安全。

护士要密切观察病情变化,发现戒断症状及急性中毒症状,及时处理。防止患者因幻觉妄想引起各种意外,必要时给予隔离、限制或约束,以保护其他患者的安全。

预防教育是防止人们滥用精神活性物质的关键所在。

第五章　精神分裂症的诊疗与护理

第一节　精神分裂症

精神分裂症是由一组症状群所组成的临床综合征,它是多因素的疾病。我国于1982年对全国12个地区精神疾病流行病学的协作调查,发现在15岁及以上人口中,精神分裂症在城市不论时点或总患病率均明显高于农村,前者为6.07‰和7.11‰,后者为3.42‰和4.26‰,差别有显著性。工业化10年后(1993年)用同样的调查程序、工具,对其中7个地区进行调查,发现城市总患病率仍明显高于农村:城市总患病率8.18‰,时点患病率6.71‰;农村总患病率5.18‰,时点患病率4.13‰。目前病因不很明确,但个体心理的易感素质和外部社会环境的不良因素对疾病发生发展的影响已被大家所共识。精神分裂症多起病于青壮年,病程多迁延。表现有感知、思维、情感、意志行为等方面障碍和精神活动不协调,一般无意识障碍和智能障碍。该病神经生化假说主要有多巴胺功能亢进假说,谷氨酸生化假说及多巴胺系统和谷氨酸系统功能不平衡假说。

一、诊断标准

1.临床表现　精神分裂症临床表现通常分为感知觉障碍、思维障碍、情感障碍及意志和行为障碍4个方面。

(1)感知觉障碍:最突出的感知觉障碍是幻觉,是常见症状之一,但不是特征性症状。以幻听最为常见,幻听内容有争论性、评论性或命令性。

(2)思维障碍:

①思维联想障碍:表现为思维联想过程缺乏连贯性和逻辑性,是精神分裂症最具有特征性的症状。在意识清晰情况下出现思维松弛、思维破裂;在无外界因素影响下,突然出现思维中断、思维云集;思维逻辑障碍主要为逻辑倒错、病理性象征性思维、语词新作、诡辩症;有的表现为思维贫乏。

②思维内容障碍：主要表现为各种各样的妄想、特征性的思维障碍、突如其来的病理体验或直接感受。精神分裂症具有特征性的妄想包括：妄想性知觉、妄想性心境、妄想性记忆。对精神分裂症具有重要诊断意义的妄想还有：被害妄想、关系妄想、夸大妄想、影响妄想、被控制感、被洞悉感、嫉妒妄想、钟情妄想、疑病妄想、非血统妄想。

③思维体验障碍：表现为思维云集、思维插入、思维扩大或被广播、内向性思维、被动体验。

（3）情感障碍：最常见的是情感淡漠，患者对外界刺激缺乏相应的情感反应，对周围发生的事物漠不关心，面部表情呆板，内心体验贫乏；或情感体验与当时的外界刺激及患者的思维内容不相协调，表现为情感倒错、表情倒错，情感反应不协调是精神分裂症的重要特征。

（4）意志与行为障碍：意志减退，严重的意志缺乏，表现孤僻、退缩、被动、缺乏主动性、社会功能下降；愚蠢怪异行为、矛盾意向、意向倒错；紧张综合征：违拗、被动服从、木僵、蜡样屈曲（空气枕），紧张性兴奋，激越和冲动控制能力减退，部分患者意志活动增强（偏执型）。

（5）定向、记忆和智能、自知力改变：意识清晰，时间、空间和人物定向一般正常，通常没有记忆和明显的智能障碍，部分患者有认知功能减退。多数患者有不同程度的自知力损害，不承认患有精神病，不知道病态表现何在，不主动求医，拒绝治疗，治疗依从性差。

2.精神分裂症分型　根据临床现象将精神分裂症分为以下几个亚型。

（1）偏执型：最常见，以相对稳定的妄想为主，往往表现多疑，内容荒谬离奇，多伴有幻觉（特别是幻听）。言语、情感、意志、行为障碍不突出。起病多在30岁以后。较少出现显著的人格改变和衰退，但幻觉妄想症状可长期保留，预后多较好。

（2）紧张型：以明显的精神运动紊乱为主，外观呆板。可交替出现紧张性木僵与紧张性兴奋，或被动性顺从与违拗，即所谓紧张综合征。紧张型目前在临床上有减步趋势，预后较好。

（3）青春型：主要是青春期发病，起病多较急。以联想障碍为主，突出表现为精神活动的全面紊乱。思维松散、破裂，可伴有片段的幻觉、妄想；情感肤浅、不协调，或喜怒无常；动作行为怪异，不可预测，缺乏目的。病情较易恶化，预后欠佳。

（4）单纯型：起病缓慢，持续发展。退缩、懒散是其突出表现。早期多表现类似"神经衰弱"的症状，如主观的疲劳感、失眠、工作效率下降等，逐渐出现日益加重的孤僻退缩、情感淡漠、思维贫乏、懒散，丧失兴趣，生活毫无目的。往往患病多年后才就诊。治疗困难,预后较差。

如果患者的临床表现同时具备 1 种以上亚型的特点,又没有明显的分型特征,临床上将其归入"未定型"(也称为未分化型或混合型)。一些患者症状部分控制或病情基本稳定后,出现抑郁状态,称为精神分裂症后抑郁。精神分裂症患病后的转归,可进一步分为缓解期、残留期、慢性期和衰退期。

3.精神分裂症的诊断

(1)诊断标准:根据 ICD-10 精神分裂症的症状学诊断标准如下。

①症状标准:具备下述 a~d 中的任何一组(如不甚明确常需要两个或多个症状)或 e~i 至少两组症状群中的十分明确的症状。

a.思维鸣响、思维插入、思维被撤走及思维广播。

b.明确涉及躯体或四肢运动,或特殊思维,行动或感觉的被影响、被控制或被动妄想;妄想性知觉。

c.对患者的行为进行跟踪性评论,或对患者加以讨论的幻听,或来源于身体某一部分的其他类型的幻听。

d.与文化不相称且根本不可能的其他类型的持续性妄想,如具有某种宗教或政治身份、超人的力量和能力(例如能控制天气,或与另一世界的外来者进行交流)。

e.伴转瞬即逝或未充分形成的无明显情感内容的妄想,或伴有持久的超价值观念,或连续数周或数月每日均出现的任何感官的幻觉。

f.思潮断裂或无关的插入语,导致言语不连贯,或不中肯或语词新作。

g.紧张性行为,如兴奋、摆姿势,或蜡样屈曲、违拗、缄默及木僵。

h.阴性症状,如显著的情感淡漠、言语贫乏、情感迟钝或不协调,常导致社会退缩及社会功能下降,但须澄清这些症状并非由抑郁症或神经阻滞剂治疗所致。

i.个人行为的某些方面发生显著而持久的总体性质的改变,表现为丧失兴趣、缺乏目的、懒散、自我专注及社会退缩。

②严重程度标准:自知力障碍,并有社会功能严重受损或无法进行有效交谈。

③病程标准:符合症状标准和严重标准至少已持续 1 个月。若同时符合分裂症和情感性精神障碍的症状标准,当情感症状减轻到不能满足情感性精神障碍症状标准时,分裂症状需继续满足分裂症的症状标准至少 2 周以上,方可诊断为分裂症。

④排除标准:存在广泛情感症状时,就不应该做出精神分裂症的诊断,除非分裂的症状早于情感症状出现;分裂症的症状和情感症状两者一起出现,程度均衡,

应诊断分裂情感性障碍;严重脑病、癫痫、药物中毒或药物戒断状态应排除。

（2）诊断要点:诊断精神分裂症通常要求在 1 个月或以上时期的大部分时间内确实存在属于上述 a～d 中至少 1 个（如不甚明确常需两个或多个症状）或 e～h 中来自至少两组症状群中的十分明确的症状。符合此症状要求但病程不足 1 个月的状况（无论是否经过治疗）应首先诊断为急性精神分裂症样精神病性障碍,如症状持续更长时间再重新归类为精神分裂症。

ICD-10 中精神分裂症的分型:

F20.0　偏执型精神分裂症

F20.1　青春型精神分裂症

F20.2　紧张型精神分裂症

F20.3　未分化型精神分裂症

F20.4　精神分裂症后抑郁

F20.5　残留型精神分裂症

F20.6　单纯型精神分裂症

F20.8　其他精神分裂症

F20.9　精神分裂症,未特定

可采用第五位编码对精神分裂症性障碍的病程进行分类:

F20.x0　持续性

F20.x1　发作性,伴有进行性损害

F20.x2　发作性,伴有稳定性损害

F20.x3　弛张发作性

F20.x4　不完全性缓解

F20.x5　完全性缓解

F20.x8　其他

F20.x9　观察期尚不足 1 年

二、治疗原则

精神分裂症以药物治疗为主,并且与疾病相关知识教育、社会心理干预、心理治疗、家庭治疗等方式结合起来以促进患者的全面康复,也就是整体性治疗。整体性治疗主要面向两大群体,一方面是针对患者,另一方面则是针对患者的家庭或主要照料者。

1.抗精神病药物选择原则

(1)一旦确定精神分裂症的诊断,即开始药物治疗。根据临床症状群的表现,可选择一种新型药物如利培酮、奥氮平、喹硫平、齐拉西酮或阿立哌唑,也可选择传统药物如氯丙嗪、奋乃静、氟哌啶醇或舒必利,如经6～8周疗效不佳,也可选用氯氮平。以单一用药为原则。治疗个体化,因人而异。

(2)经上述治疗疗效仍不满意者,考虑两种药物合并治疗,以化学结构不同、药理作用不尽相同的药物联用比较合适;达到预期治疗目标后仍以单一用药为宜。

(3)从小剂量起始逐渐加到有效推荐剂量,药物滴定速度视药物特性及患者特质而定。维持剂量可酌情减少,并需足疗程治疗。

(4)积极认真定期评价疗效以调整治疗方案。认真观察评定药物不良反应,并作积极处理。

(5)根据当今国外包括美国、欧洲、世界精神卫生协会(WPA)治疗规则系统的建议,一般推荐第二代抗精神病药物如利培酮、奥氮平、喹硫平等作为一线药物选用,第一代及第二代抗精神病药物的氯氮平作为二线急性治疗的常用药物使用。

2.急性期治疗常用药物

(1)氯丙嗪

适应证:治疗急、慢性精神分裂症,心境障碍的躁狂发作,急性应激障碍以及具有幻觉、妄想、兴奋、躁动等症状的其他精神病。

禁忌证:有过敏史者,严重心、肝、肾及昏迷患者禁用。

剂量和疗程:初始剂量75～150mg/d,1周内增至剂量200～300mg/d,治疗剂量400～800mg/d,分次口服。兴奋不合作者可给予肌内注射,肌内注射:25～50mg/次,bid或tid。

不良反应和处理:椎体外系反应:震颤麻痹、静坐不能等;抗胆碱能作用:口干、便秘、视物模糊等;心血管系统:心动过速、直立性低血压、心电图改变等;肝功能异常,内分泌紊乱等。

(2)奋乃静:

适应证:对幻觉、妄想、思维障碍有效。

禁忌证:基底神经节病变、帕金森病、帕金森综合征、青光眼、昏迷及对吩噻嗪类过敏者禁用。

剂量和疗程:口服,初次剂量2～4mg/d,每日3次,治疗量30～60mg/d

不良反应和处理:椎体外系反应:震颤、运动不能、肌张力增高,痉挛性斜颈、动眼危象、静坐不能;长期用药可发生迟发性运动障碍,抗胆碱能反应,内分泌及代谢紊乱等。

（3）三氟拉嗪：

适应证：用于治疗精神分裂症，尤其对精神分裂症妄想型和紧张型效果较好。对于幻觉、妄想、木僵、淡漠退缩作用较好。

禁忌证：心血管疾病、肝肾功能不全、癫痫与脑器质性疾病患者应慎用。

剂量和疗程：治疗量20～40mg/d，最大量60mg/d，分次口服。

不良反应和处理：具有明显椎体外系反应，以类震颤麻痹，静坐不能，肌张力障碍最为常见。减少剂量或应用抗震颤麻痹药物可以减轻。

（4）氟奋乃静：

适应证：适应证同三氟拉嗪。

禁忌证：参阅奋乃静。

剂量和疗程：治疗量20～40mg/d，维持剂量10～20mg/d。

不良反应和处理：具有很强的椎体外系反应，其中动眼危象、痉挛性斜颈、静坐不能、震颤、肌强直常见。肌内注射东莨菪碱，口服苯海索，症状可缓解。长期服用可出现迟发性运动障碍。可有内分泌代谢紊乱。

（5）氟哌啶醇：

适应证：用于治疗精神分裂症、情感性障碍，对控制急性精神运动性兴奋，消除幻觉、妄想、焦虑等症状疗效较好。

禁忌证：对本品过敏及帕金森病、帕金森综合征和中枢神经抑制状态者应禁用。

剂量和疗程：初始剂量，2mg/次，每日2～3次口服。逐渐加量，治疗剂量20～40mg/d，维持剂量10～20mg/d。控制兴奋可给予肌内注射，最大日量不超过40mg，小剂量开始，逐渐加量，分次给予，每日可2～4次肌内注射，每次5～10mg。

不良反应和处理：以震颤、运动不能、肌强直，静坐不能，动眼危象，痉挛性斜颈，扭转性痉挛为主。

（6）硫利达嗪：

适应证：适用于治疗伴有焦虑、抑郁、激越、紧张的精神分裂症、躁狂症。

禁忌证：器质性心脏病患者禁用。昏迷、白细胞减少者禁用。对吩噻嗪类过敏者禁用。

剂量和疗程：治疗量200～600mg/d，分次日服。

不良反应和处理：常有口干、视力模糊、眩晕、昏睡、鼻塞、直立性低血压。心电图异常发生率较高。长期大量服用可引起色素性视网膜病变，减药或停药后可恢复。

（7）舒必利：

适应证：适用于精神分裂症各种类型，对木僵、幻觉、妄想、淡漠孤僻、接触被动等症状有较好的疗效。

禁忌证：患有嗜铬细胞瘤者禁用。

剂量和疗程：治疗量 600～1200mg/d，最高 1600mg/d，分次口服。维持剂量 200～400mg/d。

不良反应和处理：以睡眠障碍，轻度椎体外系反应较常见。对内分泌有影响。可出现焦虑、烦躁、口渴、出汗、排尿困难等。

（8）氯氮平：

适应证：能够有效缓解精神分裂症阳性症状和阴性症状，对难治性和慢性精神分裂症疗效优于传统抗精神病药。

禁忌证：造血功能障碍、中枢神经处于抑制状态者禁用。

剂量和疗程：治疗量 300～400mg/d，分次口服，维持剂量 300～400mg/d，分次口服。

不良反应和处理：常见流涎、便秘、嗜睡、乏力、恶心、腹胀、头晕、心动过速。长期应用产生过度镇静，血糖、血脂代谢异常，大剂量可诱发癫痫发作，口干、视物模糊，长期使用可致强迫症状，该药能引起致命的粒细胞缺乏症。

（9）利培酮：

适应证：精神病性阳性症状、阴性症状、情感症状和认知功能障碍。

禁忌证：对本品过敏者及哺乳期妇女禁用。

剂量和疗程：起始剂量 1mg/d，逐渐加量至 2～6mg/d，分 2 次服用，维持剂量 2mg/d。

不良反应和处理：失眠、焦虑、激越、头痛、头晕、口干，也可见困倦、体重增加，椎体外系反应等。如有必要对症处理。

（10）喹硫平：

适应证：精神病性阳性症状及阴性症状，对情感症状亦有疗效。

禁忌证：对本品过敏者及哺乳期妇女禁用。

剂量和疗程：起始剂量为 50mg/d，逐渐加量，最高剂量不超过 750mg/d，一日 2 次口服，饭前或饭后服用。

不良反应和处理：常见不良反应为镇静、头晕、口干、便秘、直立性低血压，肝酶异常，轻微体重增加等。

（11）奥氮平：

适应证：精神病性阳性症状及阴性症状，对情感症状亦有疗效。

禁忌证：对本品过敏者禁用；有闭角型青光眼患者禁用。

剂量和疗程：建议起始剂量为 5～10mg/d，治疗剂量为 5～20mg/d，宜晚上顿服。维持剂量 5mg/d。

不良反应和处理：常见明显不良反应为嗜睡和体重增加，其他不良反应包括头晕、食欲增强、水肿、直立性低血压以及轻度而短暂的抗胆碱能作用，包括便秘和口干等。如有必要对症处理。

（12）阿立哌唑：

适应证：对改善精神病性阳性症状和阴性症状都有显著效果。

禁忌证：对本品过敏者及哺乳期妇女禁用。

剂量和疗程：起始剂量 10～15mg/d，每日 1 次，用药 2 周内不应增加剂量，2 周后根据个体的疗效和耐受情况逐渐递增剂量，治疗剂量为 10～30mg/d。

不良反应和处理：常见不良反应有头痛、焦虑、失眠、恶心、呕吐、便秘、静坐不能、震颤、皮疹、鼻炎、视力模糊等。

（13）氨磺必利：

适应证：用于治疗急性精神分裂症，控制阳性症状，显著改善情感淡漠、意志缺乏。具有抗抑郁作用。

禁忌证：孕妇、哺乳期妇女、嗜铬细胞瘤、乳癌患者禁用。

剂量和疗程：治疗剂量 400～800mg/d，最大剂量 1200mg/d，分次口服。

不良反应和处理：睡眠障碍、体重增加、泌乳、闭经、神经过敏及轻度椎体外系反应。

（14）齐拉西酮：

适应证：治疗急、慢性精神分裂症，可改善阳性、阴性症状及情感症状。

禁忌证：①有 Q-T 间期延长病史，包括先天性长 Q-T 间期综合征患者禁用；②有心律失常病史者；近期出现急性心肌梗死者及失代偿性心力衰竭者禁用；③对本品过敏者禁用；④哺乳期妇女禁用。

剂量和疗程：治疗起始剂量 20mg/次，每日 2 次。间隔 2 天或以上逐渐增加到 80mg，一日 2 次。常用治疗剂量 80～160mg/d。

不良反应和处理：常见头痛、嗜睡、鼻塞、疲乏、恶心和消化不良，偶见失眠、心动过速、直立性低血压、便秘和体重增加。

（15）帕利哌酮：

适应证：治疗精神分裂症，可改善阳性、阴性症状，情感障碍，认知功能障碍及激越、攻击行为。

禁忌证：对本品和利培酮或制剂中任何成分过敏者禁用。

剂量和疗程：起始剂量 3mg/d，急性期治疗剂量 6mg/d，最大剂量 12mg/d。晨起顿服。

不良反应和处理：开始服用时可出现轻度恶心、呕吐或腹痛，可引起直立性低血压。常见头晕、疲乏、头痛、胃痛、口干、体重增加、失眠、焦虑、静坐不能、内分泌紊乱。

3.恢复期治疗（巩固期治疗）　仍以药物治疗为主；以原有效药物、原有效剂量坚持继续巩固治疗；疗程至少 3～6 个月。治疗场所可继续住院结合试出院以适应社区生活；或出院门诊定期随访治疗；或社区治疗。同时配合家庭教育和对患者的心理治疗。

4.维持期治疗　根据个体及所用药物情况，确定是否减少剂量，把握预防复发所需剂量；疗效稳定，无特殊不良反应，尽可能不换用药物；疗程视患者个体情况而定，一般不少于 2～5 年，治疗场所主要在门诊随访和社区随访治疗；加强对患者及家属的心理治疗。

维持治疗的剂量为最低治疗有效量。剂量太小，达不到治疗效果。剂量大，易产生不良反应。多数为急性治疗期最大量的 1/3～1/2，如患者病情稳定可减至更少。总之，维持治疗的剂量和时间应个体化，与病期、复发史、缓解程度、环境、病前性格、既往用药的剂量和时间有关，需综合考虑。

长效抗精神病药在维持治疗阶段，起着非常重要的作用，可增加患者治疗的依从性。注射治疗 2～4 周一次，包括氟奋乃静癸酸酯、哌普嗪棕榈酸酯、氟哌啶醇癸酸酯、三氟噻吨癸酸酯等。口服长效制剂为五氟利多，每周服一次，治疗量为每周 20～100mg，维持量为每周 20～40mg，疗效与其他抗精神病药相似。

5.慢性患者的治疗　慢性患者病程多迁延，症状未能完全控制，常残留阳性症状及情感症状，包括抑郁及自杀。阴性症状和认知功能受损可能是主要临床表现。治疗中应达到：进一步控制症状，提高疗效。可采用换药、加量、合并治疗方法。加强随访，以便随时掌握病情变化，调整治疗。治疗场所可以在门诊、社区或医院的康复病房，或精神病康复基地。同时进行家庭教育。

6.难治性精神分裂症患者的治疗　难治性精神分裂症是指按通用方法进行治疗而不能获得理想疗效的一群患者。包括：过去 5 年内对 3 种药物剂量和疗程适当的抗精神病药物（3 种中至少有两种化学结构是不同的）足量足疗程治疗反应不佳；或不能耐受抗精神病药物的不良反应；或即使有充分的维持治疗或预防治疗，病情仍然复发或恶化的患者。

治疗策略：重新审定诊断，进一步了解患者既往用药史，及掌握有关影响因素，着重考虑用药个体化，必要时监测药物血浆浓度；重新制订治疗方案，更换合适的药物，足量足疗程治疗。药物治疗疗程一般不少于 2~5 年。

7.电抽搐疗法　电抽搐治疗或无抽搐电痉挛治疗不是精神分裂症的一线治疗方案，但对于伴有紧张综合征、严重兴奋躁动、冲动行为、自杀企图、严重拒食、严重的外逃企图者可首选电抽搐治疗。治疗后应以抗精神病药物维持治疗，减少复发率。

适应证：

（1）严重抑郁，有强烈自伤、自杀行为或明显自责自罪者。

（2）拒食、违拗和木僵者。

（3）极度兴奋躁动、冲动伤人者。

（4）抗精神病药物治疗无效或对药物不能耐受者。

8.心理治疗　对精神分裂症患者进行心理治疗，主要目的不是去改变幻觉妄想和其他精神症状，而是提高患者对疾病的认识水平，提高自我保健的能力，在有效预防复发的基础上，力争社会功能的全面康复。

临床治愈是精神分裂症患者治疗的最终目的，也是医患及患者家属和社会的共同期望和需要。系统及彻底的药物治疗能使 75% 的首发精神分裂症患者得到恢复。但是心理治疗在精神分裂症患者的巩固期及维持期也非常重要，增强患者对治疗的依从性，保证药物的维持治疗，降低复发率，而且有助于解决患者的心理需要和心理问题，全面提高社会功能，获得临床治愈。

精神分裂症患者根据所处不同康复阶段，可选择的心理治疗方式有：支持性心理治疗、集体心理治疗、心理咨询与技能训练、认知疗法、家庭治疗等。

第二节　精神分裂症患者的护理

一、护理评估

在对精神分裂症患者进行护理评估时需注意：重视患者的需求，不必注重疾病分型；重视患者家属、朋友、同事提供的资料，甄别不一致的信息；重视心理测验以帮助了解患者的心理与社会功能状态。

1.健康史　了解发病情况与过程、治疗经过、病前个性特点、家族史等。除了与患者、患者家属交谈外，还需与患者亲人、朋友、同事或同学进行沟通了解。

2.身体状况　评估生命体征、饮食营养、卫生、排泄、睡眠情况及运动等。

3.心理状况　评估患者知、情、意是否异常,对照精神分裂症各类症状进行辨别与评估。

4.社会功能及文化背景　评估患者的自理能力、角色功能、人际交往能力、现实检验能力等。此外,还需评估患者的一般情况,社会文化背景,家庭核心价值观,家庭成员对疾病的认识与态度,社区及工作、学习环境对患者影响等。

二、护理诊断

(1)营养失调,低于或高于机体需要量。

(2)睡眠型态紊乱。

(3)思维过程改变(幻觉、妄想)。

(4)有暴力行为的危险。

(5)不合作。

(6)躯体移动障碍。

(7)生活自理能力缺陷。

(8)社交孤立。

(9)语言沟通障碍。

(10)知识缺乏。

三、护理目标

(1)营养供给适合身体需要,睡眠改善或有规律,生活基本自理。

(2)减少或避免因幻觉、妄想造成的自我损伤或他人损伤。

(3)能够配合治疗与护理。

(4)能够与人进行正常交流,自我暴露、情感表达适当。

(5)基本了解精神分裂症发病原因、临床表现、预后及药物维持治疗的重要性等知识。

四、护理措施

在护理措施的实施过程中,一定要建立良好的护患关系。这是因为多数患者对疾病没有自知力,不承认自己有病,故而拒绝治疗。有些患者甚至将医护人员也牵涉进其精神症状之中,如有被害妄想的患者,认为医务人员可能与那些欲害己之人是一伙的,因而对医护人员采取敌视态度甚至伤害医护人员。因此,护理人员一定要注意自己的言行,熟练运用与精神病患者的接触技巧,设法维护良好的护患关系。

(一)营养失调的护理

1.拒食的护理　精神分裂症患者拒食原因复杂,故应针对不同原因分别做出处理。对怀疑饭菜有毒的患者,可由护理人员先尝食或给予多份饭菜任其自选一份,以消除其疑虑;对有罪恶妄想认为不配进食的患者,可将饭菜混拌似残羹剩饭让其安心进食;对有命令性幻听而拒食的患者,可设法分散其注意力并督促进食;对兴奋躁动不能安心进食的患者应单独进食或予以约束协助进食;对木僵患者,宜进食半流质或易消化食物,并由护理人员协助进行,以防吞咽困难发生噎食。无论是坚决拒食还是进食困难,必要时都应予以鼻饲,以保证足够的营养。

2.乱食的护理　对食欲旺盛、暴饮暴食的患者,应控制其饮食;对抢食和狼吞虎咽的患者应挑出食物中的骨头、鱼刺,并劝说患者细嚼慢咽;对精神衰退、痴呆患者,应加强食品管理,防止摄入不洁食物。

3.进食困难的护理　对锥体外系药物不良反应严重患者,宜给予营养丰富的流质或半流质食物,必要时由护理人员协助其进食。

(二)睡眠型态紊乱的护理

1.失眠的护理　针对不同原因实施护理。如果是精神症状所致,反映给医生调整用药方案;如果是环境所致,应改善环境,避免噪声、强光刺激;如果是心理因素(认知因素、家庭问题、外界压力等),则给予心理护理;如果是躯体不适,应设法消除不适,如脚冷应给予温水泡脚,咳嗽应给予止咳等。

2.嗜睡的护理　如果是躯体症状所致,应反映给医生处理;如果是药物性或者懒惰所致,应鼓励患者参加集体活动,多运动,多交流。

3.睡眠倒错的护理　设法减少白天睡眠时间,组织患者参加集体活动和文娱活动,保证患者夜间有充分的睡眠时间,从而恢复其良好的睡眠习惯。

(三)幻觉、妄想的护理

1.幻觉的护理　幻觉是精神分裂症常见症状。患者对幻觉内容往往坚信不疑,因此可支配其思维、情感、行为,特别是"命令性幻听",可使患者出走或做出危害自己、危害他人的行为。护理人员必须根据幻觉的内容特点及疾病的不同阶段进行护理。

(1)密切观察患者的言行举止,辨别哪些言行与幻觉相关,并了解幻觉的类型、内容、频率,患者对幻觉的态度等,根据患者症状的危害程度合理安排病房。对受幻觉支配而可能出现伤人、自伤、毁物等危险行为者,应安置在重症监护室,专人监护,防止意外发生。

(2)对于整日沉浸于幻觉中的患者,应加强日常生活自理能力的督促。此外,可与患者谈论其他话题,以转移注意力;若患者主动谈论幻觉内容,应认真倾听,并作合理回应,使患者感到被尊重、被理解,从而信任医务人员,谈话更开放,理解更深入。

(3)如果可能,应想办法将患者的思绪拽回现实,以缓解症状。如患者听到房里有人讲话,护理人员带他进入事先空置的房间,反复多次,以消除其幻觉体验。

(4)转移注意力。许多幻觉在注意转移后,症状减轻或消失,故应鼓励患者投入工娱活动中或投身于人际交往中。

(5)帮助患者了解并接受幻觉。在病情稳定或基本康复时,向患者讲解幻觉的基本知识,使其了解幻觉的性质及对当事人的影响,从而以科学态度对待幻觉。

2.妄想的护理

(1)运用"以人为本"理念,建立信任关系,获得完整的妄想内容。妄想状态的患者大多意识清晰,智能完整,自知力缺乏,拒绝住院治疗。有被害妄想的患者,可能将医务人员也牵扯进来,认为医院参与了对其迫害活动,因而敌视医务人员。有的患者由于其妄想内容荒诞离奇,曾遭他人嘲笑,因而不再轻易暴露思想活动。还有的患者认为其思想高度机密,害怕泄露授人把柄,故而心思缜密。护理这些患者,要信守以人为本的理念,深入病房,多与其交谈,从关心日常生活入手,询问饮食起居,了解兴趣、爱好,谈论患者感兴趣的话题,多认同、多支持,尽量解决其合理需求,使其感到被尊重、被信赖,逐渐解除其戒备、顾虑之心,取得信任,从而建立融洽的护患关系。在这样的关系基础上,还要注意沟通方法:询问不可唐突,要有铺垫,不要轻易提及敏感内容;不要轻易评论,更不可争辩、反驳或批评;灵活运用沉默、内容反映、共情等倾听技巧等。通过这些方法引导患者的情绪表达和思想暴露。

(2)根据症状和妄想内容,对症护理。对新入院又情绪不稳、有冲动伤人或自伤、逃跑意图的患者,应安置在重症监护室,专人看护。当出现明显的情绪症状或冲动先兆时,要及时采取防范措施,防止意外发生。

被害妄想患者,常常不安心住院,拒绝治疗,甚至自伤、伤人、毁物或逃跑。护理这样的患者,要有耐心,多讲道理,并适当限制其活动范围。有的患者认为饭里有毒,护理人员可采用集体进食的方式,让患者任选饮食,也可以让别人先吃一口,以解除患者的疑虑。要特别观察其情绪与行为变化,防止其伤人或逃跑。

罪恶妄想患者,认为自己罪大恶极,不配活着,情绪低落,为了"赎罪",常常低头下跪,不断检讨,捡拾剩菜剩饭,勤奋劳动,别人要他干什么就干什么,严重者自残、自杀。护理人员应多加关心,劝喂进食或将饭菜混拌以诱导进食,限期休息防止过劳,密切观察病情变化,防止其自残、自杀事故发生。

疑病妄想患者,常认为自己患有不治之症,并有许多躯体不适主诉,严重者认为脏器腐烂了,身体只剩下躯壳了。对此类患者,护理人员态度要温和耐心,细听其倾诉,同情其感受,督促其进食,必要时给予暗示治疗。

关系妄想患者,总觉得周围的人和事与己有关,是针对自己的,且牵连的范围不断扩宽。护理时,言谈要谨慎,不要在患者面前讲悄悄话,不要与其争辩理论,更不要拿其症状开玩笑。要了解其牵连的广度和深度,注意保护被牵连者。嘱咐周围人注意自己的言行,尽量避免成为被牵连者,注意自身安全,防止因关系妄想而受到攻击。

(四)躯体移动障碍——木僵的护理

(1)木僵是较深的精神运动性抑制状态,表现为不语不动、不进食、不排便,面无表情,身体长时间保持一固定姿势,如"空气枕头""蜡样屈曲"等。有时患者可突然出现冲动行为,动作杂乱、做作或带有刻板性,此即紧张性兴奋。患者意识清晰,能感知周围所发生的事情,有些患者康复后能回忆木僵中的情况,因此要执行保护性医疗措施,避免不良刺激,不要在患者周围谈论不利于患者的事情。

(2)注意保护患者。应将患者安排在单独房间或隔离病房,防止其他患者干扰和伤害;注意观察患者的病情变化,当由木僵状态转入紧张性兴奋状态时,要防止冲动伤人等意外事件发生。

(3)有的木僵患者可在夜深人静时主动进食或如厕,护理人员可在床旁准备食物和手纸,给予提供"方便",在其行动时不要惊扰患者。

(4)对长期木僵卧床患者,要做好口腔护理、大小便护理、皮肤护理。要经常按摩及活动肢体,防止压疮、防止肌肉萎缩,并保持肢体于功能位。

(五)不合作的护理

(1)关心、尊重患者,与患者建立良好的护患关系,获得信任,加深了解。

(2)运用沟通技巧,引导患者表达其思想与情感。

(3)在条件许可情况下满足其合理要求。

(4)巧妙实施健康教育,例如给其他患者做健康教育,让其在旁边听,促使患者对疾病有正确认识。

(5)给药时要监督患者服下,防止暗藏药物。

(6)密切观察病情变化,防止冲动伤人、逃跑等意外发生。

（六）暴力行为的护理和危险、意外事故的预防

（1）凡处于急性兴奋状态，有冲动行为的患者，应安置在单人房间，派专人护理，必要时可用约束带暂行保护性约束。

（2）密切观察病情变化，加强巡视，不让其他患者前来招惹，保持病房安静，收拾起可能被用来伤人的器物。

（3）对攻击性很强的患者，可由两人或多人前去护理，一人实施护理，其他人从旁协助并作安全防护，不使用刺激性语言，避免动作力度过大导致误解。

（4）加强安全检查，防止意外发生。一切危险物品应妥善保管，防止遗失。凡可藏身之处，如门后、床下、厕所、浴室等应不时巡查，以防患者自缢或溺水。严格执行发药和药品管理制度，严防患者藏药。密切观察病情，及时发现患者自伤、伤人先兆。

（5）做好生活护理，督促饮水进食，保证睡眠和休息。当患者兴奋吵闹很长时间后突然安静入睡，要防止衰竭等意外情况发生。

（七）生活自理能力缺陷的护理

（1）对生活懒散或生活不能自理的患者，与其共同制订生活技能训练计划，督促患者按计划实施。

（2）用行为疗法如代币疗法鼓励患者自理生活，促使形成良好的生活习惯。

（3）鼓励参加文娱活动、劳动技能训练，延缓精神衰退进展。

（4）引导患者树立生活目标，激发生活动力，提升自尊水平。

（5）对严重生活不能自理患者，护理人员应在饮食、卫生等日常生活方面予以协助。

（八）社交孤立的护理

（1）与患者共同制订社交技能训练计划，计划要切合患者的实际，一旦制订就要督促实施。

（2）可配合代币疗法强化患者在社交方面的进步。

（3）护理人员主动与患者沟通，认真倾听，积极回应，表达关注，态度平等尊重。

（4）鼓励患者积极参加文体活动、劳动技能竞赛，训练其沟通与表达能力。

（九）语言沟通障碍的护理

（1）对沉默不语或思维贫乏患者，要密切观察其非言语行为，分析其意图；护理人员要多引导患者说话，鼓励其表达。

（2）对思维破裂患者，要耐心倾听，不能让外界环境转移其注意力，鼓励患者把话说完；护理人员表达要简单明了，语句宜短。

(3)对文化程度低或方言重的患者,不要嘲笑,尽量用通俗易懂的词句或对方能听得懂的方言与其交谈。

(4)引导、鼓励沉浸于白日梦状态的患者积极参与文娱活动,将其注意力转移到现实生活中来,并锻炼其言语表达能力。

(十)常识缺乏的护理

(1)重视健康宣教。宣传讲解精神分裂症的性质、发病原因、主要临床表现、治疗方法、预后与转归。告诉患者精神分裂症具有反复发作倾向,急性期之后需要进行较长时间的维持治疗,一般首次发作需维持治疗 1～2 年,第二次或多次发作维持治疗时间更长一些,甚至是终身服药。维持治疗对于减少复发或再住院具有肯定作用。

(2)告诉患者社交训练、生活技能训练对回归社会的重要性。

(3)宣传精神疾病、精神科药物对优生优育的影响,以及怀孕前后服药方法。

(4)宣传心理卫生知识,以及出院后面临社会歧视、生活压力等困境时如何自我调节与应对。

五、护理评价

精神分裂症患者的护理,可从以下几方面评价:

(1)患者能否正常或被动进食,有无营养不良发生;睡眠情况如何。

(2)是否主动接受治疗,药物依从性如何。

(3)患者是否安全度过木僵阶段及其他意志行为抑制阶段。

(4)患者精神症状是否改善;自伤、伤人、自杀、逃跑的动机是否消失。

(5)患者自知力的恢复情况。

(6)患者的社交能力、社会适应能力是否得到改善。

六、预防

(1)精神分裂症与遗传因素有关,因此,要对病人、家属进行卫生宣传教育,病人若结婚要尽量避免生育。

(2)普及精神卫生知识,使人们重视自我调节不良情绪,保持自身的心理健康。

(3)普及精神疾病的医学知识,以便早发现、早诊断、早治疗。

(4)广泛建立社区精神卫生服务网,加强对康复病人的随访,预防复发。

七、健康教育

健康教育对精神分裂症病人、家属及其他照顾者都是有益的,了解并有效地解决病人环境中的压力。

(1)对病人及家属进行有关疾病的教育。使病人认识到继续维持抗精神病药物治疗,对防止病情复发的重要性。按时门诊复查,服从治疗,坚持服药。并对病人及家属解释药物可能出现的不良反应,以便能在出现问题时做出简单的医学处理。

(2)指导或帮助病人掌握解决有关社会环境压力的方法。争取社会的支持,以减少或消除复发因素。

(3)鼓励病人参加综合康复活动,加强工娱治疗,以巩固疗效,逐步与社会现实接近,力争达到回归社会的目的。

(4)加强心理护理。提高病人的认识,其内容包括:①教育病人正确对待及处理生活中的事件,适应并正确处理与已有关的社会因素。②努力克服性格中的缺陷,保持良好的人际关系。③保持合理而有规律的生活习惯,注意劳逸结合,合理用脑及参加适当的体力劳动。

(5)帮助患者及其家属了解病情波动、复发的早期症状,以便及时就医。同时,让患者亲属了解精神分裂病程发展及预后情况,了解病人临床治愈后可能面临的问题和困难(如经济问题、个人问题、就业问题等),为患者尽快回归社会做好准备。

第六章　心境障碍的诊疗与护理

第一节　概述

　　心境障碍,又称情感障碍、情感性精神病,是以情感或心境改变为主要特征的一组精神障碍。通常伴有相应的认知、行为、心理生理学以及人际关系方面的改变或紊乱,躯体症状也是重要的临床表现。心境障碍虽然有反复发作的倾向,但在缓解期,患者的社会适应基本正常,预后相对良好。但是情感障碍的表现具有很大的变异,较轻的可以是对某种负性生活事件的反应,重的则可成为一种严重的复发性甚至慢性致残性障碍。

　　情感障碍在临床上表现为抑郁和躁狂两种截然相反的临床表现形式。因此,既往又称为躁狂抑郁性障碍。仅有抑郁发作者称为抑郁障碍,既有抑郁发作、又有躁狂发作的称为双相障碍。

　　西方国家的流行病学调查发现情感障碍的终身患病率一般为 $2\%\sim25\%$。导致情感障碍患病率不一致的原因是多方面的,其中主要原因可能出自诊断标准和文化因素的不同。

　　抑郁症的患病率女性高于男性 1 倍以上,而双相情感障碍患病率男女之比为 $1:1.2$。这一趋势在各种文化和种族人群中是一致的,其原因尚不十分清楚。但研究显示,这种差异的原因来自激素水平的差异,以及妊娠、分娩和哺乳及心理社会应激事件的差异等。双相情感障碍的起病年龄平均为 30 岁,而抑郁症平均为 40 岁,但其起病年龄有趋于年轻的趋势。

　　情感障碍的病因及发病机制如下:

一、生物化学

　　1.生物胺与情感障碍的关系　　生物胺与情感障碍关系是迄今为止研究最多,

了解较深的领域之一。去甲肾上腺素(NE)和 5-羟色胺(5-HT)被认为与情感障碍的发生关系最密切。NE 和(或)5-HT 再摄取抑制药是抗抑郁药的主体。活体试验中发现,几乎所有的抗抑郁药以及有效的躯体治疗(如电抽搐治疗)在长期应用时都会降低突触后膜—肾上腺素能和 5-HT$_2$ 受体的敏感性。

(1)情感障碍的单胺学说:最初发现的两类抗抑郁药,即单胺氧化酶抑制药(MAOIs)和三环类抗抑郁药(TCAs)均作用于单胺在突触部位的清除过程。SchildkrautJ J(1965 年)首先提出情感障碍发病的儿茶酚胺学说。Prange A 等根据有关 NE 和 5-HT 系统的研究提出了综合这两种递质系统的学说,认为 5-HT 系统的低下为 NE 功能改变所致的情感障碍提供了基础。在 5-HT 功能低下的基础上,NE 功能低下可出现抑郁,而 NE 功能亢进则表现为躁狂。

(2)多巴胺(DA)学说:尽管有关抑郁症的生物化学研究主要集中在 NE 和 5-HT 两种神经递质系统,但也有不少研究认为 DA 在情感障碍发病中也可能扮演重要角色。有研究发现,脑脊液中多巴胺代谢产物高香草酸(HVA)含量下降。

2.氨基酸、肽类　γ-氨基丁酸(GABA)以及神经活性肽类,如血管紧张素和内源性阿片样物质在情感障碍发病中也有一定作用。中枢谷氨酸系统作为主要的兴奋性氨基酸与 GABA 功能具有相互制约作用。

3.第二信使系统　第二信使系统 Rolipram 是磷酸二酯酶的选择性抑制剂,在临床试验中显示有抗抑郁作用。据此认为 cAMP 第二信使系统功能的高低与情感障碍的发病有关。抑郁症患者存在 cAMP 功能的低下。

二、神经内分泌

某种特定的神经内分泌功能改变有可能是情感障碍的病因,但这种改变可能是更深层的基础脑功能异常的一种表现。

(1)下丘脑-垂体-肾上腺(HPA)轴:在抑郁症患者中可以发现的下丘脑-垂体-肾上腺轴功能异常如高皮质激素血症、地塞米松脱抑制(地塞米松抑制试验,DST)。大约 50% 的抑郁症患者口服地塞米松后内源性皮质激素的分泌未被抑制,即地塞米松抑制试验阳性。

(2)下丘脑-垂体-甲状腺(HPT)轴:抑郁症患者可以出现甲状腺素分泌昼夜节律的消失或平坦,其 TSH 和 T$_3$ 血清浓度也可下降,而 TRH 对 TSH 分泌的激动作用也消失或减弱,即 TRH 兴奋试验阳性。

三、神经免疫学

情感障碍伴随的免疫功能改变既可能是果,进而影响患者的生理功能,也可能是因,由此导致情感障碍的形成或迁延。最初的证据来自各种细胞因子水平升高状态中所出现的行为症状,包括抑郁情绪。这些表现被称为患病行为。它是由于趋炎细胞因子的应用所造成的,这些因子包括白细胞介素(IL_2、IL_3)及肿瘤坏死因子等。

四、睡眠与脑电生理异常

睡眠节律改变在情感障碍发病中具有重要意义。主要发现有:睡眠出现延迟、快眼动(REM)睡眠潜伏期(从入睡到 REM 睡眠开始的时间)缩短、首次 REM 睡眠时程延长、δ 波睡眠异常等。

五、遗传因素

在情感障碍的发病中遗传学因素具有重要作用,但遗传学影响的作用方式十分复杂,只用遗传学一种因素解释情感障碍很困难。心理社会因素不但在情感障碍发病中起重要作用,对某些患者则可能起决定作用,直接导致障碍的发生。遗传因素对双相障碍的影响较抑郁症为强。

1.家系调查 双相障碍患者的一级亲属中双相障碍的发生率较正常人的一级亲属高 8～18 倍,而抑郁障碍的发生率较之高 2～10 倍。双相障碍的遗传度也较高,表现在 50%的双相障碍患者的双亲至少有一位患有情感障碍。

2.双生子调查 双卵双生子的同病率显著高于异卵双生子。单卵双生子间双相情感障碍同病率为 33%～90%,重性抑郁症同病率约 50%。而异卵双生子间双相障碍同病率为 5%～25%,重性抑郁症同病率为 10%～25%。

3.寄养子调查 发现患病父母的亲生子女即使寄养到基本正常的环境中仍具有较高的情感障碍发生率。而患病父母寄养到别处的亲生子女情感障碍的发生率与未寄养的子女接近,显示环境因素在其中所起的作用不如遗传因素来得直接和重要。

4.基因连锁研究 双相障碍相关联的遗传标记包括第 4、第 11、第 18 和 X 染色体。

六、心理社会因素

即使遗传因素在其发病中起重要作用,环境因素的诱发和致病作用依然不容忽视。一般认为,遗传因素在情感障碍的发生中可能导致一种易感素质。遗传因素对双相障碍影响较大,而环境因素对抑郁症的发生作用更重要。

第二节　心境障碍的临床表现及治疗

一、临床表现

情感障碍的基本表现为抑郁发作和躁狂发作两种完全相反的临床状态。而抑郁发作和躁狂发作的状态学诊断构成情感障碍的分类学诊断的主要依据。

(一)抑郁发作

抑郁发作的表现可分为核心症状、心理症候群与躯体症候群3个方面。

1.核心症状　核心症状包括心境或情绪低落、兴趣缺乏以及乐趣丧失3个主症。这是抑郁的关键症状,诊断抑郁状态时至少应包括这3种症状中的1个。

(1)情绪低落:患者体验到情绪低落,甚至悲伤,情绪的基调是低沉、灰黯的。患者常常诉说自己心情不好,高兴不起来。在抑郁发作的基础上患者会感到绝望、无助与无用。①绝望:对前途感到失望,认为自己无出路。此症状与自杀观念密切相关,在临床上应注意鉴别。②无助:是与绝望密切相关的症状,对自己的现状缺乏改变的信心和决心。常见的叙述是感到自己的现状如疾病状态无法好转,对治疗失去信心。③无用:认为自己生活得毫无价值,充满了失败,一无是处。认为自己对别人带来的只有麻烦,不会对任何人有用,别人也不会在乎自己。部分病例的抑郁心境具有晨重夕轻的节律特点。

(2)兴趣缺乏:是指患者对各种以前喜爱的活动缺乏兴趣,如文娱、体育活动和业余爱好等。典型者对任何事物无论好坏都缺乏兴趣,离群索居,不愿见人。

(3)乐趣丧失:是指患者无法从生活中体验到乐趣,或称快感缺失。

以上3个主症是相互联系的,可以在一个患者身上同时出现,互为因果。

2.心理症候群

(1)焦虑与抑郁:常常伴发,经常是抑郁症的主要症状之一。主观的焦虑症状可以伴发一些躯体症状,如胸闷、心跳加快、尿频、出汗等,有时躯体症状可以掩盖主观的焦虑体验而成为临床主诉。

　　(2)自责自罪:患者对自己既往的一些轻微过失或错误痛加责备,认为自己的一些作为让别人感到失望。认为自己患病给家庭、社会带来巨大的负担,严重时达到妄想程度。

　　(3)精神病性症状:主要是妄想或幻觉。内容与抑郁状态和谐的称为与心境相和谐的妄想,如罪恶妄想、无价值妄想、躯体疾病或灾难妄想、嘲弄性或谴责性的听幻觉等;而内容与抑郁状态不和谐的称为与心境不和谐的妄想,如被害或自我援引妄想,没有情感色彩的幻听等。这些妄想一般不具有精神分裂症妄想的特征,如原发性、荒谬性等。

　　(4)认知症状:主要是注意力和记忆力的下降。这类症状属于可逆性,随治疗的有效而缓解。认知扭曲也是重要特征之一,如对各种事物均做出悲观的解释,将周围一切都看成灰色的。

　　(5)自杀观念和行为:抑郁症患者约半数会出现自杀观念。轻者常常会想到与死亡有关的内容,或感到活着没意思、没劲;重者会有生不如死之感,希望毫无痛苦地死去或者主动寻找自杀的方法,并反复寻求自杀。抑郁症患者最终会有10%～15%死于自杀。偶尔患者会出现所谓"扩大性自杀",患者可在杀死数人后再自杀,导致极严重的后果。

　　(6)精神运动性迟滞或激越:多见于所谓"内源性抑郁"患者。精神运动性迟滞患者在心理上表现为思维发动的迟缓和思流的缓慢。患者将之表述为"脑子像是没有上润滑油"。同时会伴有注意力和记忆力的下降。在行为上表现为运动迟缓,工作效率下降。严重者可以达到木僵的程度。激越患者则与之相反,脑中反复思考一些没有目的的事情,思维内容无条理,大脑持续处于紧张状态。但由于无法集中注意来思考一个中心议题,因此思维效率下降,无法进行创造性思考。在行为上则表现为烦躁不安,紧张激越,有时不能控制自己的动作,但又不知道自己因何烦躁。

　　(7)自知力:大部分抑郁症患者自知力完整,主动求治。存在明显自杀倾向者自知力可能有所扭曲,甚至缺乏对自己当前状态的清醒认识,而完全失去求治愿望。伴有精神病性症状者自知力不完整,甚至完全丧失自知力的比例增高。双相障碍抑郁发作患者自知力保持完整的程度不如单相抑郁症患者。

　　3.躯体症候群　躯体症候群如睡眠紊乱,食欲紊乱,性功能减退,精力丧失,非特异性躯体症状如疼痛、周身不适、自主神经功能紊乱等。

　　(1)睡眠紊乱:是抑郁状态最常伴随的症状之一,也是不少患者的主诉。表现为早段失眠、中段失眠、末段失眠、睡眠感缺失等。其中以早段失眠最为多见,而以末段失眠(早醒)最具有特征性。与这些典型表现不同的是,不典型抑郁症患者可以出现贪睡的情况。

（2）食欲紊乱:主要表现为食欲下降和体重减轻。食欲减退的发生率约为70%。轻者表现为食不甘味,但进食量不一定出现明显减少,此时患者体重改变在一段时间内可能不明显;重者则完全丧失进食的欲望,体重明显下降,甚至导致营养不良。非典型抑郁症患者则可有食欲亢进和体重增加。

（3）性功能减退:可以是性欲的减退乃至完全丧失。有些患者勉强维持有性行为,但无法从中体验到乐趣。

（4）精力丧失:表现为无精打采,疲乏无力,懒惰,不愿见人。有时与精神运动性迟滞相伴随。

（5）晨重夜轻:即情绪在晨间加重。患者清晨一睁眼,就在为新的一天担忧,不能自已。在下午和晚间则有所减轻。此症状是"内源性抑郁症"的典型表现之一。有些心因性抑郁患者的症状则可能在下午或晚间加重,与之恰恰相反。

（6）非特异性躯体症状:抑郁症患者有时以此类症状作为主诉,因而长期在综合医院门诊游荡。

（二）躁狂发作

一般存在所谓"三高"症状,即情感高涨、思维奔逸和意志行为增强。

1.情感高涨　是躁狂状态的主要原发症状。患者表现为轻松、愉快、热情、乐观、兴高采烈、无忧无虑。这种情感是愉快的,并具有相当的感染力。症状轻时可能不被视为异常,但了解他的人则可以看出这种表现的异常性。有时患者也可以以易激惹的情绪为主,尤其当有人指责他的狂妄自大或不切实际的想法时。表现为听不得一点反对意见,因细小琐事而大发雷霆,严重者可出现破坏或攻击性行为。患者常常在患病早期表现为愉快,而在后期则转换为易激惹。

2.思维奔逸　指思维联想速度的加快。患者言语增多,高谈阔论,滔滔不绝,感到说话的速度远远跟不上思想。有时可出现音韵联想,随境转移。在心境高涨的基础上可以出现自我感觉良好,言辞夸大,说话漫无边际,认为自己才华出众,出身名门,权位显赫,腰缠万贯,神通广大等,并可达到妄想的程度。可在夸大的基础上产生被害体验或妄想,但其内容一般并不荒谬,持续时间也较短暂。幻觉较少见。

3.意志行为增强　即协调性精神运动性兴奋。其内心体验与行为,行为反应与外在环境均较为统一。与精神运动性迟滞恰恰相反,患者活动增多,喜交往,爱凑热闹。与人一见如故,好开玩笑或搞恶作剧,好管闲事,整日忙碌。但做事虎头蛇尾,一事无成。尽管自己感觉什么都能干成,脑子灵光至极,但由于不能专心于某一事物之上,因而成事不足甚至败事有余。办事缺乏深思熟虑,有时到处惹事。

4.伴随症状

(1)常伴有睡眠需要减少,终日奔波而不知疲倦。

(2)患者性欲亢进,偶可出现兴之所至的性行为,有时则可在不适当的场合出现与人过分亲热、拥抱、接吻而不顾别人的感受。

(3)由于活动过度,入量不足,可能会导致虚脱、衰竭,尤其是老年或体弱患者。

(4)轻躁狂患者可能保持一定自知力,而躁狂患者一般自知力不全。

(三)双相障碍

双相障碍临床特点是反复(至少两次)出现心境和活动水平的明显改变,有时表现为情感高涨、活动增加等躁狂症状,有时表现为情感低落、活动减少等抑郁障碍状,发作间期通常完全缓解。最典型的形式是躁狂和抑郁交替发作。通常是在躁狂与抑郁快速转相时发生,例如一个躁狂发作的患者突然转为抑郁,几小时后又再复躁狂,使人得出"混合"的印象。临床上较为少见。

(四)持续性心境障碍

1.环性心境障碍 主要特征是持续性心境不稳定,即心境高涨与低落交替出现,但程度均较轻,尚未达到躁狂或抑郁发作的诊断标准。这种心境不稳定一般开始于成年早期,呈慢性病程,可一次持续数年,有时甚至占据个体一生中的大部分时间,心境相对正常的间歇期可长达数月。心境波动与生活应激无明显关系,与患者的人格特征有密切关系。

2.恶劣心境 是一种以持久的心境低落为主的轻度抑郁,从不出现躁狂。常伴有焦虑、躯体不适和睡眠障碍,但无明显的精神运动性抑制或精神病性症状,生活不受严重影响,患者有求治要求。抑郁常持续 2 年以上,期间无长时间的完全缓解,如有缓解,一般不超过 2 个月。此类抑郁发作与生活事件和性格有较大关系。

反复(至少两次)出现心境和活动水平明显紊乱的发作,紊乱有时表现为心境高涨、精力和活动增加(躁狂或轻躁狂),有时表现为心境低落、精力降低和活动减少(抑郁)。发作间期通常以完全缓解为特征。与其他心境障碍相比,本病在两性的发病率更为接近。

二、诊断要点

情感障碍的诊断标准可以分为抑郁、躁狂发作的诊断标准以及各种类型情感障碍的分类标准。定义抑郁发作需首先考察病史中是否出现过躁狂发作。如果曾经出现躁狂发作,则纳入双相障碍之中,否则列入抑郁发作中。现以 ICD-10 为例加以叙述。

(一)抑郁发作

主要依据病史和精神检查,必要时应作人格、智能等心理测验,脑 CT 或磁共振、脑电图或脑地形图等检查,以排除器质性精神障碍、精神活性物质和非成瘾物质所致抑郁。不包括发生于双相情感障碍中的抑郁状态,只包括首次发作的抑郁症或复发性抑郁症。

抑郁发作的一般标准:

(1)临床上以持久的心境低落为主,主要表现思维缓慢、言语和动作减少;病程至少已持续 2 周;伴有社会功能受损,或给本人造成痛苦或不良后果。

(2)部分病例可有生物学特征性症状,如食欲降低、体重下降、性欲减退、早醒,以及心境低落呈晨重夕轻的节律改变。

(3)反复出现想死的念头或有自杀、自伤行为。

(4)可存在某些精神病性症状,但不符合精神分裂症的诊断。若同时符合精神分裂症的症状标准,在精神病性症状缓解后,满足抑郁发作标准至少 2 周。

(5)抑郁症的病程特点大多都具有发作性病程,而在发作间歇期精神状态可恢复病前水平。既往有类似的发作,或家族中有抑郁症遗传史,对诊断均有帮助。

(6)老年抑郁症除有抑郁心境外,多数患者有明显的焦虑烦躁情绪,也可表现为易激惹和敌意。精神运动性迟缓和躯体不适主诉较年轻患者更为明显。

(7)地塞米松抑制试验(DST)、促甲状腺素激发试验和睡眠脑电图检查等,有时也有助于诊断。

(二)复发性抑郁障碍

复发性抑郁障碍所使用的症状学诊断标准与抑郁发作相同。

既往曾有至少一次抑郁发作,可为轻度、中度或重度,持续至少 2 周,与本次发作之间至少有 2 个月的时间无任何明显的情感障碍;既往从来没有符合轻躁狂或躁狂发作标准的发作;不是由于精神活性物质或器质性精神障碍所致。

(三)躁狂发作

1.轻躁狂　①情感高涨或易激惹,对个体来讲已达到肯定异常的程度,并且持续至少 4 天。②必须具备伴随症状至少 3 条,并对日常的个人功能有一定影响。③不符合躁狂发作(伴有或不伴有精神病性症状)、双相情感障碍、抑郁发作、环性心境或神经性厌食的标准。④不是由于精神活性物质使用所致。

2.躁狂　①情感明显高涨,兴高采烈,易激惹,对个体来讲已属肯定的异常。

此种情感变化必须突出且至少持续 1 周(若严重到需要住院则不受此限)。②至少具有伴随症状 3 条(如果情感仅表现为易激惹,则需有 4 条),导致对日常个人功能的严重影响。③除外由于酒或药物滥用、内分泌障碍、药物治疗或任何器质性精神障碍所致的躁狂发作。

(四)双相情感障碍

双相情感障碍的诊断标准:

(1)必须符合躁狂或轻躁狂发作、混合性发作及抑郁发作的症状标准。

(2)严重程度:躁狂、抑郁发作及混合性发作均可能使患者感到痛苦,或使患者社会功能明显损害,但轻躁狂发作时社会功能无明显损害或程度很轻。

(3)病程特点:躁狂发作持续 1 周以上。抑郁发作或混合性发作至少持续存在 2 周以上。

部分患者在病程中可自发或由抗抑郁剂诱发快速循环病程,表现为在 12 个月内有 4 次以上发作。

(五)持续性心境(情感)障碍

(1)恶劣心境(类似于传统分类系统中的抑郁性神经症)。至少 2 年内抑郁心境持续存在或反复出现,其正常心境很少持续几周,同时没有轻躁狂发作期。在此 2 年期间的每次抑郁发作,没有或极少在严重度或持续时间上足以符合复发性轻度抑郁障碍的标准。

(2)环性心境(类似于传统分类中的情感性人格障碍)。至少有 2 年的心境不稳定,期间有若干抑郁和轻躁狂的周期,伴有或不伴正常心境间歇期。在上述 2 年之间,没有任何一种抑郁或躁狂表现的严重度或持续时间足以符合躁狂或抑郁发作(中度或重度)的标准;然而在此种持续的心境不稳定期之前可能曾经发生过躁狂或抑郁发作,或在此之后也可能出现。

三、鉴别诊断

情感障碍的诊断应主要建立在对症状学(横断面)与病程(纵向)的分析之上。既往躁狂或抑郁发作对于本次发作的诊断具有重要参考意义,也是进行进一步分型的依据,应注意收集。

(一)躁狂(轻躁狂)发作的鉴别诊断

1.精神分裂症　患者的精神运动性兴奋被称为"不协调"的,是指患者所表现出的兴奋症状与环境格格不入,与患者自身的情绪和思维也不协调。情绪基调不是高涨而是表现为愚蠢地傻乐,无法让他人产生共鸣。情感障碍家族史,急性起病,情绪的愉快、高涨、感染力更多见于躁狂发作。

2.可能的躯体疾病　有锥体外系疾病(亨廷顿病、脑炎后帕金森病),中枢感染(麻痹性痴呆、病毒性脑炎),尿毒症,甲状腺功能亢进等。由躯体病所致的躁狂发作一般并不表现为典型的情感高涨,没有"愉快"的临床特点,而是以情绪不稳、焦虑紧张等体验为主。其发生与原发疾病密切相关。发生于脑器质性疾病的躁狂以"欣快"体验为主,不具有鲜明性和感染力,患者并不主动参与。详细的躯体及实验室检查可资鉴别。

3.药物　某些药物可导致类似躁狂的表现(各种抗抑郁药、皮质醇、异烟肼、左旋多巴、哌醋甲酯等)。这种发作与用药有密切的关系,患者常常伴有程度不等的意识障碍。

(二)抑郁发作的鉴别诊断

1.可能的躯体疾病(甲状腺病、系统性红斑狼疮、风湿性关节炎等)　出于安全考虑,医生均会首先考虑除外明显的躯体疾病。完善的病史追问,详细的躯体、神经系统检查,辅以常规的血、尿化验可提供重要证据。

2.神经系统疾病　最常导致抑郁的神经系统疾病包括帕金森病、痴呆、癫痫、脑血管病和肿瘤。其中帕金森病患者中抑郁症状出现率达 $50\%\sim75\%$,其抑郁症状多不与躯体病的所致残疾程度、患者年龄或病程呈比例,但与神经心理学评估结果相关。这类患者采用抗抑郁药物或电抽搐治疗有效。颞叶癫痫所表现的病理性心境恶劣也常可类似抑郁发作,尤其当癫痫病灶位于右侧大脑时,应注意鉴别。

3.痴呆抑郁症　尤其是发生于老年的抑郁症有时可能会伴随有明显的认知功能改变,类似于痴呆,称为假性痴呆。此时发病较急,而非阿尔茨海默病患者的缓慢起病,临床表现有一定的求治要求和自知力。在进行心理测验时,抑郁症患者多不愿回答问题,而痴呆患者则会尽可能地编造。抗抑郁治疗会在短期内缓解抑郁情绪,并改善认知功能可资鉴别。

4.其他精神障碍　不少精神障碍均可伴有抑郁症状,包括其他情感障碍(双相情感障碍、心境恶劣障碍、环性心境障碍等),其他精神障碍(物质依赖、精神病性障碍、进食障碍、适应障碍、躯体形式障碍、焦虑障碍、神经衰弱等)。对于其他情感障碍鉴别主要应根据各自的诊断标准,按照现状、病史和病程特点进行归类。

(1)精神分裂症及其相关障碍:情感是平淡而非抑郁,有精神分裂症的症状特点,如妄想的荒谬离奇,多种妄想同时存在而相互矛盾,评论性、争论性的幻觉内容等。

(2)广泛性焦虑障碍:若只能作一个诊断,抑郁应作首先考虑。焦虑的诊断需有肯定的自主神经功能紊乱。若只有烦恼或过度担心,而没有自主神经症状,不应考虑焦虑症的诊断。

四、病程与预后

情感障碍具有明显的复发倾向或趋于慢性化。首次情感障碍发作之前常常可以发现有明显的生活事件发生,而在以后的复发之前却常常找不到这种"诱因"。

(一)抑郁障碍

首发抑郁后约半数以上患者会在未来 5 年以内出现再次复发。在抗抑郁药物出现之前,这一数字高达 75%～80%。未经治疗的抑郁发作病程一般持续 6～13 个月,一次发作病程超过 2 年的患者不足 20%(不包括心境恶劣)。而通过药物治疗可将此病程缩短到 3 个月左右,治疗开始越早,病程缩短越显著。随着抑郁发作次数的增加和病程的延长,抑郁发作次数越来越频繁,而发作的持续时间也越来越长。抑郁症的自杀率为 10%～15%,首次发作后的 5 年间自杀率最高。因此,早期发现和早期治疗具有重要意义。抑郁障碍预后绝非良好,预防性应用抗抑郁药物是改善预后的关键。

(二)双相障碍

双相情感障碍中约 3/4(女性)或 2/3(男性)以抑郁发作开始,呈发作性病程。而 Goodwin(1984)总结早期研究发现有 34%～79% 的患者首次发作为躁狂。躁狂发作一般呈急性起病,在数小时至数日内达到高峰。未经治疗的躁狂发作一般持续 3 个月左右,因此抗躁狂治疗应至少持续 3 个月。随着病程的延长,发作间期缩短,在经过 6～9 次发作后可稳定在 6～9 个月之间。双相情感障碍的预后较抑郁性障碍更差。首次发作后有 40%～50% 的患者在 2 年内复发。即使采用锂盐进行维持治疗也只能使 50%～60% 的患者获得较满意的治疗和预防效果。长期随访发现,只有约 7% 的患者此后不再复发,而 45% 的患者会出现 1 次以上的复发。

五、治疗原则

情感障碍的治疗主要包括躯体治疗(含药物治疗和其他躯体治疗方法,如电抽搐)和心理治疗两大类。将两种方法合并使用可以获得更好的效果。

治疗原则:①高度的安全意识,严防自杀;②充分的药物治疗,足够的剂量和疗程;③积极的社会心理干预。

六、抑郁发作的治疗

1.抗抑郁药物治疗　倡导全程治疗,应保证足量、足疗程,包括急性治疗、巩固治疗和维持治疗三期。急性期治疗 6～8 周,巩固期治疗 4～6 个月,维持治疗时间因人而异,第一次发作主张维持治疗 6～12 个月,第二次发作 3～5 年,第三次发作,应长期维持治疗。

(1)5-羟色胺再摄取抑制剂(SSRIs):目前在临床应用的有氟西汀、帕罗西汀、舍曲林、氟伏沙明、西酞普兰。适用于不同严重程度的抑郁症、非典型抑郁,三环类抗抑郁剂(TCAs)无效或不能耐受 TCAs 不良反应的老年人或伴躯体疾病的抑郁患者。有效治疗剂量氟西汀 20～60mg/d,帕罗西汀 20～60mg/d,舍曲林 50～200mg/d,氟伏沙明 100～250mg/d,西酞普兰 20～60mg/d。个别患者的剂量可更高些。由于 SSRIs 的半衰期都较长,一般每日服药 1 次。其抗胆碱能及对心血管等脏器的不良反应均显著少于 TCAs。常见的不良反应有恶心、厌食、腹泻、头疼、失眠、皮疹和性功能障碍。禁忌证为对药物过敏者。有严重肝、肾疾病者及孕妇慎用。不能与 MAOI 合用。

(2)去甲肾上腺素(NE)和 5-HT 双重摄取抑制剂(SNRIs):有明显的抗抑郁及抗焦虑作用。对难治性病例亦有效。主要有文拉法辛,有效治疗剂量为 75～300mg/d,一般为 150～200mg/d,速释剂分 2～3 次服,缓释剂为胶囊,日服 1 次。常见不良反应有恶心、口干、出汗、乏力、焦虑、震颤、阳痿和射精障碍。大剂量时部分患者血压可能轻度升高。无特殊禁忌证,但严重肝、肾疾病,高血压,癫痫患者应慎用。不能与 MAOIs 联用。

(3)NE 和特异性 5-HT 抗抑郁药(NaSSAs):米氮平是代表药,有良好的抗抑郁、抗焦虑及改善睡眠作用,口服吸收快,起效快,抗胆碱能作用小,有镇静作用,对性功能几乎没有影响。起始剂量 30mg/d,必要时可增至 45mg/d,晚上顿服。常见不良反应为镇静、嗜睡、头晕、疲乏、食欲和体重增加。

(4)TCAs:主要有阿米替林、氯米帕明(氯丙咪嗪)、多塞平(多虑平)等。临床用药应从小剂量开始,逐渐增加。常用剂量为 50～250mg/d,分 2 次服用,也可以睡前一次服用。TCAs 疗效确定,但不良反应较多,尤其是过度镇静、抗胆碱能作用和心血管反应。常见的有口干、便秘、视物模糊、排尿困难、心动过速、体位性低血压和心律改变等。过量易引起中毒,甚至导致死亡。禁忌证有闭角型青光眼、急性心肌梗死、前列腺肥大、心律失常。严重心、肝、肾病患者,低血压患者及孕妇慎用。年老体弱患者用药剂量要减小。

（5）其他抗抑郁药物：主要有曲唑酮、氟哌噻吨、美利曲辛等。曲唑酮适用于伴焦虑、激越、失眠的抑郁症患者，以及有性功能障碍的抑郁症患者。宜逐渐增量，常用剂量 150～300mg/d，分 2～3 次服用。常见不良反应有头痛、镇静、体位性低血压、口干、恶心、呕吐、乏力，阴茎异常勃起等。氟哌噻吨、美利曲辛适用于轻型抑郁患者。

2.电抽搐治疗　对于有严重消极自杀言行或拒食、紧张性木僵的患者，无抽搐电休克治疗（MECT）应是首选的治疗；对使用抗抑郁药治疗无效的抑郁症患者也可采用 MECT 治疗。MECT 适用范围较广，安全有效，6～10 次为一疗程。MECT 治疗后仍需用药物维持治疗。

3.心理治疗　对有明显心理社会因素的抑郁症患者，在药物治疗的同时常需合并心理治疗。通过支持性心理治疗、认知治疗、行为治疗、人际心理治疗、婚姻及家庭治疗等心理治疗技术的运用，可减轻和缓解患者的抑郁症状；提高正在接受抗抑郁药治疗患者对服药的依从性；改善患者人际交往能力和心理适应功能，提高患者家庭和婚姻生活的满意度；纠正其不良人格，提高解决问题的能力和应对处理应激的能力，最大限度地使患者达到心理社会功能和职业功能的康复；并可协同抗抑郁药维持治疗，节省患者的医疗费用，促进康复，预防复发。心理治疗和社会支持系统对预防抑郁症的复发有非常重要的作用。

七、双相情感障碍治疗

1.治疗原则

（1）总体治疗观念：双相情感障碍的自然病程多变，而治疗干预不当又会发生转相、促使发作变频及转为快速循环病程，使疾病恶化，增加治疗的复杂性及影响预后。因此，要克服在躁狂发作时只考虑控制躁狂、抑郁发作时只着眼控制抑郁的孤立治疗行为，树立把双相情感障碍视为一总体来制订治疗策略。

（2）综合治疗原则：双相情感障碍应采用以药物治疗为主，辅以电抽搐治疗、心理治疗及危机干预等综合治疗措施。

（3）全程治疗原则：双相情感障碍可终身反复交替或循环发作，治疗的目标除缓解急性期症状外，还必须坚持长期治疗，以阻断其反复发作。长期治疗包括急性治疗期、巩固治疗期及维持治疗期。

（4）患者、家属共同参与治疗的原则：长期治疗需得到患者和家属的合作。为此，应向他们说明疾病本质、特点及预后，特别是全病程治疗的需要，解答婚育及遗传倾向等问题，以提高其依从性，提高他们对引致复发的可能因素及早期表现的认识,以便自我监测,增强预防复发的效果。

2.治疗方案　双相情感障碍,不论是何种发作形式,均应以心境稳定剂为基础治疗药物。由于不同种类的心境稳定剂的适应证有差别,以及不同发作中临床症状的复杂性,单药治疗常难以达到理想效果,需合并其他药物。因此,双相情感障碍中不同发作或不同时期的同一类发作形式的治疗方案也有差别。

(1)躁狂、轻躁狂及混合性发作的治疗:它们的共同着眼点在于控制躁狂症状。心境稳定剂均适用于躁狂及轻躁狂症状的控制,但首选为碳酸锂;而混合性发作时,应选用丙戊酸盐或卡马西平。当兴奋突出或有行为障碍时可临时加用苯二氮䓬类口服或用氯硝西泮肌内注射,或加用镇静作用较强的第一代抗精神病药物。当伴有精神病性症状时,可加用第一代或第二代抗精神病药物。第二代抗精神病药同样具有良好的抗躁狂作用,可根据情况保留其与心境稳定剂合用于维持治疗期,以提高防复发效果。

如单一心境稳定剂疗效欠佳时,可以用两种以上心境稳定剂联合治疗。对难治患者或严重兴奋和行为障碍者,也可于早期进行电抽搐治疗。

(2)双相障碍抑郁发作的治疗:原则上慎用抗抑郁剂。必要时可在足够治疗剂量的心境稳定剂基础上,加用合适的抗抑郁剂治疗。一旦抑郁得到控制,即应逐渐酌情停用抗抑郁剂,并继续原心境稳定剂维持治疗。对伴有拒食或严重自杀观念或企图者,或难治患者,可以给电抽搐治疗。对抗抑郁剂效果不好者可加用增效剂。抑郁缓解后继续用原心境稳定剂治疗。

(3)快速循环发作的治疗:除控制急性发作外,最主要的是阻断其反复频繁发作。锂盐疗效欠佳,以选用丙戊酸盐或卡马西平为宜。常需两种以上心境稳定剂的联合治疗。对快速循环病程中的抑郁发作,原则上不宜使用抗抑郁剂,可以选用具有抗抑郁作用的拉莫三嗪或第二代抗精神病药物,如奥氮平等。

以上虽然按不同发作形式分别介绍其治疗方案,但必须认识到,它们是共同组成双相障碍的总体临床表现。因此,在治疗时必须从纵向病程,以一个疾病的整体来全面考虑治疗方案,注意治疗的连贯性。

上述各种发作形式的治疗措施,如在足剂量、足疗程的情况下效果仍不好时,则需调整方案。

3.药物治疗

(1)心境稳定剂:常用药有碳酸锂、丙戊酸盐和卡马西平等。另外,有证据显示第二代抗精神病药物(如奥氮平、喹硫平、利培酮)也具有心境稳定作用。

(2)抗抑郁药:常用者有 SSRls、SNRIs、去甲肾上腺素和选择性 5-HT 抗抑郁剂(NaSSA)、三环类等。双相情感障碍抑郁发作时使用抗抑郁剂应谨慎。首先选用转躁较少的 SSRIs 及 NaSSA,其次为三环类;当伴有焦虑时选用 SNRIs 及 NaSSA。不论使用何种抗抑郁剂,都必须同时服用足够治疗剂量的心境稳定剂,以防转躁或促使发作变频。一旦抑郁发作缓解,即应酌情逐渐停用。对快速循环发作者原则上不宜用抗抑郁剂,以选用拉莫三嗪或第二代抗精神病药物为宜。

(3)抗精神病药物:不论第一代或第二代抗精神病药物,均可用于躁狂发作及伴有精神病性症状或有兴奋、行为紊乱者,一般用低、中等治疗剂量即可。对严重运动兴奋患者可短期使用注射剂。用第一代药物时,注意诱发转抑郁或锥体外系不良反应。症状控制后即应逐渐停用。如条件许可,可选用第二代药物,它除可控制精神病性症状和运动性兴奋外,还具有心境稳定增效作用。

(4)苯二氮䓬类:为抗焦虑剂,在双相情感障碍中为辅助用药。口服适用于抑郁发作伴有焦虑和失眠者,常用者有艾司唑仑、阿普唑仑、劳拉西泮、氯硝西泮等。但不宜长期大量服用,免致药物依赖。当躁狂发作有过分兴奋或行为紊乱时,可给氯硝西泮注射剂,每次 1~2mg,肌注,每日 1~2 次至症状控制。

4.无抽搐电抽搐治疗　适用于抑郁发作时出现严重自杀意念和企图者,及拒食、木僵状态者,也用于严重躁狂,或双相情感障碍经药物治疗效果不好者,或快速循环反复发作不能控制的患者。

5.心理治疗　有助于提高药物治疗的依从性和疗效,防止复发和改善患者生活质量。对患者均应给予支持性心理治疗,有条件时可给予认知行为治疗及人际关系治疗。心理治疗应根据情况贯穿于长期治疗的不同阶段。在维持治疗期应重视家庭心理治疗。

第三节　心境障碍患者的护理

一、躁狂发作患者的护理

(一)护理评估

1.生理状况　评估食欲、营养状态,体重改变情况,睡眠状况,排泄情况,活动情况,生活自理程度,以及一般外观和有无躯体疾病。要特别注意躁狂发作患者有无脱水、外伤。

2.精神症状

(1)情感方面:判断患者的情绪状态,评估患者自我评价、情绪变化情况。

（2）认知方面：着重判断患者的思维过程及内容改变情况，有无幻觉、妄想，幻觉妄想的种类、内容以及对患者的影响和患者对疾病有无自知力，重点评估患者对住院的态度和对治疗的合作程度。

（3）意志行为方面：重点观察判断患者有无兴奋、冲动、伤人、毁物行为。

3.心理社会状况　评估患者的人际关系、社交能力、家庭环境、经济状况、工作环境、受教育情况以及社会支持系统等。

（二）护理问题

1.营养失调（低于机体需要量）的相关因素　与精神运动性兴奋、体力过度消耗、自我护理能力受影响有关。

2.睡眠型态紊乱的相关因素　与入睡困难、易醒、睡眠需求减少及精神运动性兴奋有关。

3.有暴力行为危险的相关因素　与情绪不稳、易激惹、失去正常控制能力有关。

4.思维过程改变的相关因素　与思维联想加快、夸大妄想等有关。

5.社交障碍的相关因素　与自我评价过高、易激惹、爱管闲事有关。

（三）护理目标

（1）患者能获得足够的营养、水分、休息和睡眠。

（2）患者能以适当的方式发泄过盛的体力与精力。

（3）患者不发生伤害自己和他人的行为。

（4）患者能接受持续的药物治疗和定期的血液检查。

（四）护理措施

1.一般护理

（1）保证足够的营养、休息和卫生。

（2）减少外界刺激因素，保护患者避免破坏性的行为伤害自己或他人。

（3）有效控制患者的冲动行为。

（4）维持患者的身心完整。

（5）提高患者的社会支持。·

（6）指导患者学习有关药物知识。

2.生理护理

（1）提供一个安静的病室环境，室内物品力求简单，注意室内物品颜色淡雅、整洁，可帮助患者安定情绪。

（2）保证足够营养和水分，患者精神活动增加，体力消耗大，容易造成水分和营养的不足,因此补充水和营养,加强个人卫生,保证充分休息是非常必要的。为患者提供高热量、高营养、易消化的食物,定时、定量督促患者饮水。集体环境无法安心用餐时应考虑安排患者单独进餐,以防止周围环境对患者的影响。

（3）保证休息与睡眠,患者活动过度,睡眠需要减少,对环境又很敏感,常常入睡困难。因此护士须为患者提供安静的环境,适当陪伴患者,遵医嘱给予适当的药物。

（4）协助完成个人卫生,引导鼓励患者按时料理个人卫生及参与整理个人居室卫生。对患者异常的打扮和修饰给予婉转的指正,教会其更好地体现个人修养和身份。

3.*治疗护理*　患者常不承认有病,拒绝服药。有的过度兴奋,对治疗不合作,护士需督促和保证药物治疗的顺利完成,并观察药物疗效及不良反应。对采用碳酸锂治疗的患者因药物的治疗剂量和中毒剂量接近,所以护士必须了解锂盐的作用及不良反应,并熟悉锂盐中毒的症状和处理方法。

4.*心理护理*

（1）建立良好的护患关系:尊重、关心患者是建立良好关系的基础。护理人员面对这样的患者,应以平静、温和、诚恳、稳重以及坚定的态度来接纳他。

（2）分析患者的合理与不合理要求,适当满足合理要求。不采取强制性语言和措施,对其过激言行不辩论,但不轻易迁就,应因势利导,鼓励患者按可控制和可接受的方式表达与宣泄激动和愤怒。引导患者参与他喜爱的活动,如简单的手工操作、文体活动、整理居室等,并配合恰当的肯定和鼓励,既增强患者的自尊,又使患者过盛的精力得以自然疏泄。一旦发生冲动,应实施有效的医疗护理措施,尽快终止和预防再度发生冲动行为。当难以制止冲动时,可隔离或保护约束患者,并及时报告医生采取进一步措施。

5.*社会方面的护理*　鼓励家属参与患者治疗的全过程,向患者家属说明疾病的病因、临床表现及药物治疗、不良反应等问题,增进躁狂症患者家属对疾病的认识和了解应对措施,加强对患者的支持。

二、抑郁发作患者的护理

（一）护理评估

护士利用观察和会谈技巧,从身体、心理、社会文化等多层面去评估患者。

1.*生理状况*　评估患者的营养状态、睡眠状况、排泄情况、卫生习惯、身体特征等。

评估方法有：观察患者有无拒食所致的营养不良及水电解质、酸碱平衡紊乱，体重有无改变；患者发病后睡眠状况与发病前有何异常；评估每天大小便的次数、时间；出汗情况，以及生活自理程度，患者衣着是否脏乱，身上有无异味等；有无躯体疾病和自杀、自伤所致躯体损伤。

2.精神症状

(1)认知方面：评估患者的思维过程及内容改变情况。患者说话的速度是否过于缓慢，能否有效沟通；注意力是否集中，以及患者对疾病有无自知力(包括患者对住院的态度和对治疗的合作程度)和应对压力的能力和所使用的防御机制。

(2)情感方面：评估患者的情绪状态，是否悲观厌世、愁眉不展、自我评价过低；情感表达是否合适，情绪波动有无规律。

(3)意志行为方面：重点评估患者有无强烈的自杀企图和自杀行为，特别要注意评估患者有无自杀先兆症状(焦虑不安、失眠、沉默少语、忧郁烦躁、拒食、卧床不起或情绪、行为的一反常态等)。

3.心理社会状况　评估患者的人际关系、社交能力、家庭环境、经济状况、工作环境、受教育情况以及社会支持系统等。

(二)护理问题

1.营养失调的相关因素　与精神压力所致厌食有关。

2.有暴力行为危险的相关因素　与情感低落、悲观绝望、自我评价过低、自罪妄想等有关。

3.睡眠紊乱的相关因素　与严重抑郁造成入睡困难或早醒有关。

4.穿着/修饰自理缺陷的相关因素　与对身体外表兴趣降低或无主见或自觉没价值等有关。

5.社会交往障碍的相关因素　与沟通障碍、自我概念紊乱有关。

(三)护理目标

(1)患者的自我价值感增强。

(2)患者能以正向积极的方式宣泄内心的愤怒和抑郁情绪。

(3)患者在出现自伤念头时能主动向医护人员或亲人表达。

(4)患者自我照顾能力增强。

(5)患者对未来有正性的期望。

(四)护理措施

1.一般护理

(1)保护患者避免自我伤害行为的发生。

(2)维持足够的营养、休息和卫生。

（3）提供适宜的环境，以保证睡眠。

（4）增加患者参与活动的积极性。

（5）增进及充分利用支持系统。

（6）指导患者正确认识心理社会压力。

（7）重建或学习适应性应对方法。

（8）指导患者学习有关药物知识。

2.生理护理　为患者提供适宜的治疗环境，维持适当的营养、睡眠、排泄、生活自理。

3.心理护理

（1）建立良好的治疗性护患关系，沟通过程中要以真诚、支持、理解的态度听取患者的述说，使其体会到自己是被接受的。对病情严重、思维迟缓者应给予简单明确的信息及用非语言方式表达对患者的关心，并注意尊重患者的隐私权。

（2）帮助患者增加治愈的信心，与患者讨论并接纳其抑郁体验，鼓励其诉说自己痛苦的感受和想法，帮助其分析、认识精神症状。适时运用沟通技巧帮助患者确认非正常的思维、情感和行为表现，减少患者因模糊观念而出现的焦虑、抑郁。反复向患者传达其症状是可以治愈或缓解的。

4.社会方面的护理

（1）了解患者的兴趣爱好，鼓励其参与易完成、有趣味的活动，引导患者关注周围及外界的事情，帮助患者与病友交往，酌情参与病室的活动，如工娱治疗、小组治疗等，关注患者的细微进步并给予鼓励和表扬。

（2）充分利用家庭资源，增进家属对疾病的认识，引导家属共同面对患者问题，调整家庭的适应能力。

5.对有自伤、自杀患者的护理　掌握患者病情以及既往自杀、自伤行为的形式、程度等。患者在病情严重时没有动力去执行自杀行为，但在恢复期抑郁开始减轻时却最有可能出现自杀行动。护士要随时注意环境的安全检查，如经常与患者在一起交谈，敢于针对其自杀、自伤问题，鼓励和引导患者倾诉内心感受，表达其不良心境及自杀、自伤的冲动和想法。通过观察患者的情感变化、行为、语言和书写的内容等，早期辨认自杀的意图及可能采取的方式，及时采取有效地阻止措施，防止意外发生。对有强烈自杀企图的患者要有专人看护，同时要鼓励患者参加集体活动，而不是单纯限制其活动环境，让患者感受到被关心及被尊重。

6.治疗护理　精神科治疗包括药物治疗、心理治疗、团体治疗等，在患者病情严重时，药物或物理治疗（如电休克治疗）是唯一的选择。

第七章　神经症的诊疗与护理

第一节　焦虑症

一、概述

焦虑是一种内心紧张不安、不愉快的情绪,是因为预感到似乎将要发生某种危险的情况又难于应对所致。几乎所有的人都曾经有过焦虑的体验,如考试前、乘坐交通工具前的等待、一次重要会见的前夕,常常可能体验到焦虑。严重的急性发作的焦虑则称为惊恐。从某种意义上说正常的焦虑是一种保护性的反应,一定程度的焦虑会使人们紧张,提前做好准备,以应付即将发生的事件。只有当焦虑过度或者与现实极不相称的时候才可能是病理性的,即成为精神医学的问题。焦虑症即焦虑性神经症,以广泛和持续性焦虑或反复发作的惊恐不安为主要临床特征,这种焦虑的产生与恐惧症不同,没有具体的对象,一种并非因实际威胁或危险所引起的提心吊胆、惊恐不安和紧张的心情,并常常伴有自主神经功能紊乱(如头晕、胸闷、心悸、呼吸困难、口干、尿急、出汗)、肌肉紧张和运动性不安的症状或体征。也就是说,患者的焦虑情绪没有客观对象或具体观念,而且其紧张和恐慌的程度与现实环境很不相称。焦虑症在临床上主要表现为两种形式:广泛性焦虑障碍(GAD)与惊恐障碍,后者又被称为急性焦虑发作。

焦虑广泛地见于许多躯体疾病,更是许多精神疾病的突出症状之一。焦虑症的诊断名称是弗洛伊德1895年从神经衰弱中分离出来并首次命名,当时的焦虑症包括有恐惧症和惊恐发作。此后的100多年来,对焦虑症的诊断名称更换频繁,到目前为止至少也有十几种,诸如心脏神经症、激惹心脏、战士心脏、努力综合征、Da Costa综合征、血管运动性神经症等。至今,虽然对焦虑症的研究比以前系统而深入,但各国的学者对焦虑症的内涵界定不尽相同。如美国的诊断分类系统(DSM-Ⅳ)中使用焦虑障碍,其中包含了惊恐障碍、广泛性焦虑、恐惧症、强迫症、急性应激障碍、创伤后应激障碍、躯体疾病和成瘾物质所致的焦虑障碍;国际疾病分类第 10 版(ICD-10)焦虑障碍涵盖了恐怖性焦虑及其他焦虑障碍(惊恐障碍、广泛性焦虑);而中国精神疾病分类与诊断标准第三版(CCMD-3)中的焦虑症只包括广泛性焦虑及惊恐发作。

二、流行病学

我国没有大规模的有关焦虑症流行病学调查。1982 年我国 12 个地区的流行病学调查资料显示,焦虑症(年龄为 15~59 岁)的时点患病率为 1.48/1000,男性少于女性,约为 1∶2。美国 1994 年 Kessler 的流行病学调查显示,两个类型焦虑症的患病率均较中国高,其中广泛性焦虑症患病率为 6.3%(男性为 2.0%,女性为 4.3%);惊恐发作的患病率 3.5%(男性为 1.3%,女性为 3.2%)。上述结果显示,不同国家之间焦虑症患病率不同,其原因可能与不同的国家使用诊断标准的不一致有关。广泛性焦虑症发病年龄大多在 20~40 岁,而惊恐发作的发生年龄稍早。

个体素质在很大程度上影响焦虑症的预后,如治疗及时得当,大多数患者能在半年内好转。一般来说,病前个性无明显缺陷、病前社会适应能力好、病程短、症状较轻者预后好;反之,预后不佳。一部分学者认为,若发作具有下列特征者常提示预后不佳,包括晕厥、激越、人格解体、癔症样症状群及自杀观念。

三、发病机制研究

(一)遗传学假说

已有的研究资料表明患有惊恐障碍的一级亲属,其惊恐障碍的患病机会要比一般人群的患病率明显升高(约为 20%)。研究发现双生子间惊恐障碍的患病一致率较高,且同卵双生子的共病率为 41%,远远高于异卵双生子(4%)的共病率。虽然目前认为基因与引起惊恐障碍有关,但并不是问题的全部,其遗传度约为 30%。

(二)神经生物学假说

广泛性焦虑多项研究显示,苯二氮䓬 GABA 能、NE 和 5-HT 等神经递质以及促肾上腺皮质激素释放激素与焦虑的产生、维持和消除均有直接的关系,在精神药理的研究中发现众多影响上述递质的药物对焦虑障碍有治疗作用或诱发加重焦虑。新近的研究认为蓝斑核在焦虑的发生过程中主要是对警觉和信号处理起调节作用,而海马系统在焦虑的产生中具有核心作用。

近年来,Gorrnan(1989 年)等提出了有关惊恐发作的神经生物学假说之后,有关焦虑障碍的神经递质研究逐渐变成一个热门领域，重点多集中在 NE、5-HT 能神经递质系统，并试图解释药物治疗和认知行为心理治疗为什么都是有效的治疗方式。目前认为，动物对条件性恐怖的刺激反应是由脑内的"恐怖网络"传递的，后者再以杏仁核为中心，并涉及内侧额叶前部皮质和下丘脑互相作用，最后从杏仁核到下丘脑和脑干的投射而产生了条件性恐怖反应。在人类的惊恐发作反应无论是生理和行为后果均与动物表现出惊人的相似性，故此认为患者也可能存在相似的神经网络。其中证据之一是抗抑郁药物可使投射网络系统（从杏仁核到下丘脑和脑干）脱敏；神经影像学研究资料表明，有效的心理社会治疗也可以降低与左侧额叶前部皮质和下丘脑相关的恐怖和认知曲解。其二是遗传因素和应激生活事件与惊恐障碍的发生有关，特别在青年早期。

（三）乳酸盐假说

对焦虑症的早期研究发现静脉注射乳酸盐可引起惊恐发作。后来又有不少研究者发现：吸入 5% 的 CO_2 混合气体或 26%～35% 的二氧化碳混合物也能引起患者惊恐发作。上述现象的发生机制不明，目前认为的可能机制有：①这些物质使体内产生酸碱平衡紊乱和有氧代谢异常，增加中枢化学感受器敏感性及外周儿茶酚胺释放，过度激活 β 肾上腺素的功能。②当乳酸盐进入体内后最终代谢成为 CO_2 和水，CO_2 穿过血脑屏障进入脑内使其浓度增加，触发患者出现过度换气，最后由蓝斑核等结构诱发惊恐发作。③这些物质通过作用于心血管的压力感受器，然后由迷走神经将信号传入经弧束核至大脑髓质而产生一系列相应的症状。

（四）惊恐障碍的环境假说

有研究提示早期失去父母的关怀与此后惊恐障碍的形成有关。据报道，10 岁前父母去世或与父母分居的成人患惊恐障碍的比例几乎是正常人群（无此经历者）的 4～7 倍；也有人提出，儿童期与父母分离可能是惊恐障碍的危险因素之一。另外，有证据表明惊恐障碍的患者在起病前较正常对照组有较多的生活事件，由此认为经历创伤性或负性生活事件与惊恐障碍的发生有关。

（五）脑解剖和影像学

有研究认为惊恐障碍与脑干特别是蓝斑的功能异常有关（Gorman 等，1989年）。磁共振（MRI）研究发现急性焦虑的患者颞叶尤其是海马存在结构上的改变，如皮质萎缩等。

（六）心理社会因素

大量的临床研究显示，当生活事件持续存在时较容易引起广泛性焦虑。也有研究认为童年的经历可能是广泛性焦虑的易患因素之一，但目前尚无定论。因为焦虑是儿童常见的情绪障碍,但绝大多数的焦虑儿童均能成长为健康的成人。另外,并不是所有的焦虑症都源自于焦虑儿童。

四、临床表现

(一)惊恐障碍

惊恐障碍(或惊恐发作)即急性焦虑发作。这是一类严重的急性焦虑,发作突然、中止迅速、不可预测,患者常体验到将发生灾难结局性的恐怖与害怕,有濒死感。临床上常常被误诊为心脏病。惊恐障碍占焦虑症的41.3%,临床上并不少见。有学者统计约有20%的成人至少有过一次惊恐发作的体验。但是,仅有1%~3%出现惊恐障碍(反复发作而符合惊恐的诊断标准),女性较男性高2倍。

患者常在日常生活中无特殊的恐怖性处境时,突然感到一种突如其来莫名的惊恐体验,常常伴濒死感或失控感以及严重的自主神经功能紊乱症状。患者自觉濒临末日、即将死去、将要窒息、快要发疯了或奔走、惊叫、四处呼救、迫切想逃脱,伴有呼吸困难或过度换气、窒息感、胸闷、胸部压紧感或疼痛感、晕厥、视物模糊、心动过速、心悸、头痛、头昏、眩晕、四肢麻木和感觉异常、出汗、潮热或寒颤、全身发抖或全身无力等自主神经功能紊乱症状。其特点是起病急骤,终止迅速。一般历时5~30min,很少持续1h,但不久可反复发作。发作期间始终意识清晰,警觉增高,发作后仍心有余悸,产生预期性焦虑,担心下次再发,无法控制而精神失常。不过此时焦虑的体验不再突出,表现为虚弱无力,若干日后恢复。

(二)广泛性焦虑症

广泛性焦虑症是焦虑症最常见的表现形式,约占焦虑症的57%。常缓慢起病,其主要临床特点是经常或持续存在的、无明确对象或固定内容的焦虑不安,包括紧张、害怕、过分担心等。这些表现与现实环境很不相称,患者常知道是自己过分忧虑,但仍然感到十分痛苦难受且无法摆脱,这种心情几乎占据了个体的整个思维活动,伴有自主神经功能紊乱症状,主要表现交感神经系统功能活动过度的表现,临床上根据不同的症状可概括为以下几种。

1.精神性焦虑　主要是对未来几乎不可能发生的事件,表现出过度担心和害怕。表现出一种无名的或是自由浮动性的焦虑,患者自己根本不知道他们担心或害怕什么;患者的感觉经常是提心吊胆,坐立不安,紧张而不沉稳,心烦意乱,没有耐心,稍遇小事则六神无主,惊慌失措;任何事情均喜欢往坏处去想,连休息时也表现为坐卧不宁,担心横祸飞来。例如经常担心小孩放学会发生车祸,亲人外出会遇上强盗或骗子,甚至小孩哭泣时担心会窒息等。这种焦虑的程度及持续的时间与现时的情况严重不符。多数患者自诉这种焦虑紧张的情绪是自己过分担心所致，而害怕又找不到任何对象，总是担心未来会出现不好的结局，有人将其称为预期性焦虑。这种情绪与烦恼不同，烦恼主要是针对过去的事情后悔和对现实的不满。还有部分患者表现为激惹易怒、无端发火、注意力不集中、记忆减退和工作能力下降；有些患者对周围刺激的耐受性很差（如光线、声音等）。严重者终日惶惶不安似"热锅上的蚂蚁"。

2.躯体性焦虑　主要表现为自主神经功能的障碍和运动不安的症状。自主神经功能症状如口干、出汗、心悸心慌、胸前区不适感、气急或窒息感、尿频尿急、腹部不适、头痛头晕、耳鸣、轻微震颤、皮肤刺痛感，或出现月经不调、阳痿、早泄等症状。运动不安的症状包括舌头、嘴唇、指肌的震颤，搓手顿足，坐卧不宁。有部分患者表现为肢体发抖、肌肉跳动、肌肉血管紧张性疼痛等运动症状。

3.睡眠障碍　常表现为入睡困难、辗转反侧、躺在床上总是担心而难以入眠，可伴有一些不愉快的梦境体验。有的则睡眠间断，出现夜惊、梦魇，常常从噩梦中惊醒而紧张害怕。次日精神不佳、疲乏无力、头脑昏昏沉沉，没有清新的感觉。

4.其他症状　广泛性焦虑的患者经常合并有抑郁、强迫、疲劳等症状。但是，这些症状只是次要的、继发的，而不是主要临床相；否则，应该考虑另 1 个诊断或者是 2 个诊断。

五、诊断与鉴别诊断

(一)诊断

1.惊恐障碍　尽管典型的惊恐发作诊断并不困难，但大多数病例并不是一开始就能确诊。其主要原因是由于该疾病需要与许多严重的躯体疾病相鉴别，不能过早地肯定诊断；再者早期患者首次就诊，多数去综合医院的急诊科，容易被通科医生忽视，结果造成误诊；同时也失去了早期发现和治疗的时机，造成疾病的预后较差和患者社会功能的损害。如能及时诊治，多数患者在数周至半年内好转，部分患者表现为慢性发作性病程。预后的好坏与患者的病前个性关系密切，一般认为病前有特殊个性和频发生活事件者预后较差。有资料表明，女性患者、病程短、症状轻、病前性格良好及社会适应能力强等提示预后较好；反之，预后较差。DSM-Ⅳ将惊恐障碍分为两类，即惊恐障碍伴有或不伴有广场恐怖。根据 CCMD-3，惊恐障碍的诊断标准如下。

(1)符合神经症的诊断标准(具有神经症的共同特征)。

(2)惊恐发作为主要临床相。发作时主要表现为强烈的恐怖、焦虑，以及严重的自主神经症状,并伴有人格解体、现时解体、濒死恐怖,或失控感等痛苦体验。

(3)发作无明显诱因、无特定环境、不可预测。

(4)发作间歇期,除害怕再发外无明显症状。

(5)发作时间短暂(一般不超过 2h),发作期间明显地影响日常活动。

(6)1 个月内至少发作 3 次,或首次发作后继发害怕再发作的焦虑持续 1 个月。

(7)排除其他精神障碍,如癔症、恐惧症、抑郁症等继发的惊恐发作。

(8)特别应排除心血管疾病、癫痫、内分泌疾病、低血糖和药物戒断反应等所出现的类似发作(继发的惊恐发作)。

2.广泛性焦虑症　广泛性焦虑是一组焦虑的情绪体验并伴有运动系统和自主神经系统的综合征。绝大多数 GAD 的患者并不认为自己所患的是精神疾病,尽管症状也很严重,或许已经损害了一定的社会功能,而他们仍然不能意识到。因此,多数患者是去综合医院通科就诊而非精神科(或心理咨询室),而来精神病医院(心理咨询机构)就诊的患者多数是经通科治疗效果不佳或无效,或是反复发作的患者。大部分患者都经过较为系统的检查,临床上诊断不太困难。

根据 CCMD-3,广泛性焦虑障碍的诊断标准如下。

(1)符合神经症的共同特征。

(2)以持续的广泛性焦虑为主要临床相。表现符合下述两项:①经常或持续的无明确对象或无固定内容的恐怖,或提心吊胆。②伴自主神经症状或运动性不安。

(3)不符合强迫症、恐惧症、抑郁性神经症的诊断标准。

(4)排除甲状腺功能亢进、冠心病、高血压等躯体疾病的继发性焦虑,排除兴奋药物过量,镇静催眠药物或抗焦虑药的戒断反应。

(二)鉴别诊断

正常人亦会有焦虑,而常人的焦虑总能找到某些可以解释的客观原因,且主观感受未达到痛苦而不能控制的程度,同时社会功能保持完好;临床上典型的焦虑症病例的诊断不难,关键在于临床医生对于焦虑的症状学描述应有正确的理解。焦虑症症状应包括焦虑的情绪体验、结合躯体性运动不安和自主神经症状两个方面,很多焦虑症患者往往只向医生诉述其躯体症状而经常被误诊为躯体疾病。

更年期和老年患者容易出现焦虑症状,但多数是继发的而非焦虑症,一般认为40 岁以前没有任何可疑的神经症病史,那么 40 岁以后首次患神经症的可能性较小。因此,对老年人诊断焦虑性神经症必须慎重,除非有充足的理由,否则就不诊断焦虑症;反之,就有可能延误器质性疾病的治疗。对发作经过不能清晰回忆的或有明显遗忘的也不能诊断为惊恐发作。另外,既往的病史对焦虑症患者的诊断是十分重要的。

在临床实践中的鉴别诊断思路是首先区别焦虑是正常的心理反应还是病理性的情绪，其次要判断焦虑是原发的还是继发的症状（躯体疾病或精神疾病的伴发症状），最后才考虑焦虑症的诊断。

1.躯体疾病伴发的焦虑　临床上许多躯体疾病可以伴发焦虑症状，常见的心脏疾病有急性心肌梗死、冠心病、阵发性心动过速、高血压、二尖瓣脱垂、充血性心力衰竭等；内分泌疾病包括甲状腺疾病、低血糖、经前期综合征；临床上很多肿瘤如胰岛瘤、嗜铬细胞瘤；某些神经系统疾病如脑炎、脑血管病、老年性痴呆症、亨廷顿病、偏头痛、抽动障碍、Wilson病及系统性红斑狼疮等；呼吸系统疾病中常见哮喘、肺部梗死或栓塞、阻塞性肺病等。鉴别诊断的基础是必须熟悉这些疾病的特有症状和体征，方可做出判断。临床上对初次就诊、年龄大、无心理应激因素、病前个性素质良好的患者，要警惕焦虑是否继发于躯体疾病。鉴别要点包括详细的病史、体格检查、精神状况检查及相关的实验室检查，必要时进行相关疾病的特殊检查，避免误诊。

2.药源性焦虑　长期使用某些药物以及突然停用或撤药过程中可出现焦虑情绪。如长期应用激素、镇静催眠药、抗精神病药物，某些拟交感药物苯丙胺、可卡因、咖啡因及阿片类物质等。特别是使用成瘾物质后或戒断时均可出现自主神经功能紊乱，甚至出现典型的惊恐发作。临床医生要熟悉药物引起焦虑障碍的特征。

3.精神障碍伴发的焦虑　在许多精神障碍中常伴有焦虑情绪，如精神分裂症、情感障碍、疑病症、强迫症、恐惧症、躯体形式障碍、创伤后应激障碍等常可伴焦虑或惊恐发作。其要点如下：在询问病史或精神检查时发现患者除焦虑症状外，还有精神病性症状，原则上应排除焦虑症的诊断。在患情感障碍时抑郁和焦虑经常有共病的现象，当抑郁与焦虑严重程度的主次分不清时，应先考虑抑郁症的诊断，以免耽误抑郁症的治疗而造成自杀等严重的不良后果。其他神经症伴发焦虑时，焦虑症状常是次要或继发的临床相。

4.广泛性焦虑与神经衰弱的鉴别　焦虑症的紧张性头痛和失眠，常常容易被误诊神经衰弱，这种现象在我国综合医院中比较常见。神经衰弱可伴有焦虑的症状，但不是主要的，既不突出也不持久。神经衰弱的基本症状是脑力活动的减弱，记忆力下降，注意力不集中，易兴奋易疲劳。而焦虑症则是突出的焦虑体验，明显的自主神经系统功能紊乱和运动性不安。

5.惊恐发作与恐惧症的鉴别　近些年来，一些研究认为惊恐障碍与恐惧症可能存在某些特殊的联系。如乳酸钠诱发实验表明，103例恐惧症患者中有63例出现惊恐发作,远远高于正常对照组。另一些研究发现惊恐障碍的患者发作时具有一定的情景,并对某些场所、环境产生恐怖和回避。美国的 DSM-Ⅳ将这两种疾病组合为①惊恐障碍伴有广场恐怖。②惊恐障碍不伴有广场恐怖。③广场恐怖不伴有惊恐障碍史。目前国内多数学者仍主张区分这两类疾病,发作时有特定恐怖对象并伴有回避行为的诊断为恐惧症,符合恐惧症诊断的不再诊断为惊恐发作。

六、治疗

(一)心理治疗

1.**一般性心理治疗**　心理治疗在焦虑障碍中有着无法替代的作用,因此,一般性心理治疗常采用解释、鼓励以消除患者的疑虑,并给予适当的保证。如保证患者不会"发疯"或不会因焦虑发作而死去。另外,在与患者的交谈和接触中应该建立良好的医患关系(或心理咨询、心理治疗关系),取得患者的信任;在此基础上让患者清楚地了解焦虑症的实质乃功能性疾病而非器质性疾病。而焦虑症患者的躯体症状则更容易让患者担心自己的健康状况,并可能误认为焦虑(多种不适感)是因躯体疾病所致,如果没有及时向患者解释清楚,常常会影响疗效。

2.**认知行为治疗**　在针对性的心理治疗中,认知行为治疗常被用于焦虑症患者。由于焦虑症患者有一定的个性特征如对现实不满意、对人生期望过高、凡事往坏处想、总担心结局不妙,而时常处于一种高度警觉状态之中,产生一些歪曲的认知,这是造成疾病迁延不愈的原因之一。同时,患者往往有焦虑引起的肌肉紧张、自主神经功能紊乱引起的心血管系统与消化系统症状。强化歪曲的认识,使得焦虑症状恶性加重。因此,应用认知方法改变患者对疾病性质的歪曲认知,若能适时给予行为治疗如放松训练、系统脱敏等处理焦虑引起的躯体症状,可收到事半功倍之效。

中国道家认知治疗是建立在老子和庄子哲学理论基础上的我国本土化的心理治疗方法,其中提倡及采用的清静无为、顺应自然的处世和养生之道,乐观的人生观念,能帮助改善患者的焦虑情绪。张亚林(1989 年)等研究显示,可巩固苯二氮䓬类抗焦虑药物疗效,而远期疗效更佳。

3.**行为治疗**　其理论基础来源于经典或操作条件反射,主要目的是运用行为方法和技巧,改善异常的焦虑和行为。临床上常用于治疗焦虑的方法有放松疗法、系统脱敏治疗、冲击疗法(也称满灌疗法)等。值得注意的是放松治疗,无论是对广泛性焦虑还是急性惊恐发作均是有益的。当个体全身松弛时,生理警觉水平全面降低,心率、呼吸、脉搏、血压、肌电、皮电等生理指标出现与焦虑状态逆向的变化。

众多的研究提示,全身的肌肉松弛与心理放松呈现正相关,如生物反馈治疗、音乐治疗、瑜伽术、静气功等均有一定的放松效果。

(二)药物治疗

1.苯二氮䓬类 苯二氮䓬类药物是临床上最常用的抗焦虑药,抗焦虑作用强、起效快、安全,很少有药物间的相互不良作用。其药理作用是缓解焦虑、松弛肌肉、镇静、镇痛及催眠。研究显示它对抗抑郁药有增效作用。根据半衰期的长短可将其分为长程作用药、中程作用药及短程作用药。一般来说,发作性焦虑选用短程作用药物;持续性焦虑则多选用中、长程作用的药物。治疗时一般从小剂量开始,逐渐加大到最佳有效治疗量,维持 2～6 周后逐渐减少药量,停药过程不应短于 2 周,以防症状反跳。

新型抗焦虑药物丁螺环酮没有镇静、抗惊厥和肌肉松弛作用,是一个较为理想的抗焦虑药物,其药理机制不明。可能作用于海马的 5-HT_{1A} 受体及 DA 受体,降低 5-HT 功能而产生抗焦虑作用。大剂量时具有一定的抗抑郁作用。用于广泛性焦虑症,开始剂量可从每日 10～15mg,分次口服,每周可增加 10～30mg。抗焦虑的有效剂量为每日 15～45mg,一般不宜超过每日 60mg。用量达每日 60～90mg 时有一定的抗抑郁疗效。老年患者应减量使用。起效比苯二氮䓬类缓慢。连续应用至少 6 周以上才能判断该药是否有效。

2.β肾上腺素能受体阻滞剂 最常用为普萘洛尔。这类药物对于减轻焦虑症患者自主神经功能亢进所致的躯体症状如心悸、心动过速、震颤、多汗、气促或窒息感等有较好的疗效,但对减轻精神焦虑和防止惊恐发作效果不明显。临床上一般与苯二氮䓬类药物合用。常用量为每次 10～30mg,每日 3 次。注意有哮喘史者禁用。

3.抗抑郁药物 由于抗抑郁剂的三环类如多塞平、氯米帕明和选择性 5-羟色胺再摄取抑制剂(SSRIs)类抗抑郁剂对某些焦虑患者有良效,且无成瘾性,所以临床上常常使用。近年来抗抑郁新药的不断开发上市,为我们选择药物提供了较大的空间,如文拉法辛、米氮平、噻奈普丁钠等药物均有一定的抗焦虑作用。不过,有些患者服用 SSRIS 类可引起焦虑、失眠,这类患者就不宜使用。

联合用药:选择性 5-羟色胺再摄取抑制剂和丁螺环酮抗焦虑作用起效慢,故临床上早期多合并用苯二氮䓬类抗焦虑药,然后逐渐停用苯二氮䓬类药物。很少单独应用苯二氮䓬类药物作为一种长期的治疗手段,以防依赖和耐药。

第二节　强迫症

强迫症又名强迫性神经症,是以强迫观念、强迫冲动或强迫行为等强迫症状为主要临床相,其特点是有意识的自我强迫和反强迫并存。两者冲突使患者焦虑和痛苦。患者体验到的观念或冲动来源于自我(有别于关系妄想,关系妄想来源于外界)。反复出现的强迫观念是强迫症的基本特征。

一、病因与发病机制

(一)神经生化

不少证据支持强迫症是 5-HT 异常与多巴胺功能亢进的结果。强迫症 5-HT含量较正常人高,背侧缝核(DRN)5-HT 的功能增强可能是强迫症的主要生物学基础之一,经药物治疗后,强迫症状好转,5-HT 含量亦逐渐下降。强迫症的动物模型显示多巴胺激动剂可引起动物类似强迫行为,如拟多巴胺药苯丙胺和可卡因可引起强迫症状,提示强迫症与多巴胺功能亢进有关,故多巴胺/5-羟色胺的比率对强迫症的诊断和治疗具有重要的意义。

(二)神经内分泌系统

有研究认为强迫症患者皮质醇活性增高,催乳素和生长激素反应迟钝,抗黑变激素浓度降低。但也有相反结果的报道,可能与取样有关。

(三)氨基酸与强迫症

强迫症患者的兴奋性氨基酸谷氨酸浓度较高,应激可使多巴胺和谷氨酸释放增多。强迫症的氢化可的松(糖皮质激素的一种)亦较正常对照组高,而糖皮质激素可抑制 5-HT 转运子蛋白(5HTT)的表达,从而使 5-HT 细胞浓度减少。

(四)神经解剖学

有许多器质性疾病易产生强迫症状,如脑炎、脑外伤、癫痫、风湿舞蹈病等。有资料显示额叶边缘系统基底节功能紊乱造成强迫症遗传易感性和神经递质失调作用。功能性磁共振(MRI)显示,当强迫症状加重时,双侧额叶眶区、前颞部、扣带回、豆状核、右尾状核活动加重。

单光子发射计算机扫描(SPECT)显示强迫症右下顶叶梗死,皮质高灌流,左基底和颞叶低血流灌注,且右侧额叶眶部功能明显高于左侧。经治疗后,随着症状的缓解该部位功能也趋于正常。此外,额叶眶部的代谢灌注可作为患者对药物或行为治疗的预测指标。如治疗部位代谢值较低,则对药物治疗反应良好;如代谢值较高,则对行为治疗反应较好,这表明不同代谢模式的强迫症可用不同的治疗方法。

正电子发射断层扫描(PET)显示强迫症患者眶内侧前额皮质和基底节静息代谢活动增强,PET还显示强迫症大脑皮质及尾状核头部和额叶眶区的葡萄糖代谢率高于正常对照组,药物治疗后,代谢降低。通过想象暴露而强迫症被诱发时,右侧额叶及尾状核区域脑血流(γ-CBF)增高,临床症状的改善与右侧尾状核的活动下降呈正相关。自身免疫异种蛋白抗体滴度下降,则症状缓解。

(五)心理学

精神动力学观点认为,强迫症与儿童早期经历(如认知、精神创伤等)有关;行为学派认为是"刺激反应"过多重复导致强迫症的产生。

二、临床特征

(一)强迫症的亚型

目前的强迫症是按症状学分类,但很多现象表明强迫症是一组异源性症状群。如不同的强迫症对 SSRI 的疗效明显不同表明其可能有不同的生化学病因基础。目前强迫症的亚型主要分类方法如下。

1.急性与慢性强迫症　证据显示成年强迫症患者病程多为慢性,发作性病程也可能为强迫症的一个亚型。

2.早发性强迫症与晚发性强迫症　首次强迫症发病年龄小于 10 岁者称为早发性强迫症,首次发病年龄大于 10 岁者称为晚发性强迫症。研究发现,早发性强迫症右侧丘脑、左侧前扣带回的局部脑血流(γ-CBF)减少,双侧下前额皮质与晚发性强迫症有关。与正常对照组比较,早发性强迫症左侧前扣带回、前眶下缘的 γ-CBF 减少,右侧小脑的 γ-CBF 增加;而晚发性强迫症右侧前眶下缘的 γ-CBF 减少,右侧楔前叶的 γ-CBF 增加。而严重的早发性强迫症与左侧楔前叶的 γ-CBF 相关。故早发性强迫症和晚发性强迫症可能存在不同的脑机制。

3.伴抽动障碍与不伴抽动障碍的强迫症　另外一个假说认为共患慢性抽动障碍的强迫症是强迫症的一个亚型,可能与风湿热有关。

4.存在自知力与缺乏自知力的强迫症　Marazziti 等的研究发现,大约 50% 的强迫症自知力完整,15% 的强迫症缺乏或仅存少部分自知力,自知力有无与临床症状无关。自知力与药物疗效及病程有关。无自知力的强迫症病情严重,且对 5-羟色胺重摄取抑制剂(SSRI)治疗效果差;自知力完整的患者对 SSRI 治疗效果好。

儿童没有自知力,在反复发作的疾病期间,大部分时间患者并不能认识到强迫观念或强迫行为是过分或不合理的。目前有学者提出有无自知力的强迫症可能有神经生理学及认知特点的差异。

5.难治性强迫症与非难治性强迫症　多数学者目前把难治性强迫症定义为符合如下条件:①经过至少两种有效剂量的口服药物治疗无效,其中一种为氯米帕明($\geqslant$150mg/d)治疗,另一种为 SSRI 类药物治疗:氟西汀($\geqslant$20mg/d)、氟伏沙明($\geqslant$200mg/d)、舍曲林($\geqslant$150mg/d),或帕罗西汀($\geqslant$40mg/d)。②每种药物疗程至少12周。③把无效定义为经治疗后 YBOCS 分下降至少 35% 以下。

6.从严重程度上分类　Yale-Brown 强迫症量表(YBOCS)评分<16 分为轻度强迫症;16~23 分为中度强迫症;评分>31 分为重度强迫症。强迫症平均 YBOCS分为 23~25 分。

(二)强迫症的临床表现

强迫症的基本症状是强迫观念和强迫行为。

1.强迫观念　强迫观念是强迫症的原发症状和核心症状。常表现为不必要的思想、想象和冲动等反复侵入性地进入患者的思维之中。患者至少在早期阶段努力抵抗,企图减少这些思想出现的强度和频度,并为此而感到非常痛苦。强迫观念的内容常常使患者感到不愉快,经常纠缠在一些缺乏实际意义的问题上不能摆脱。强迫观念的临床特征是害怕和不确定的痛苦体验,或者有不正确或不完美感。

(1)强迫性穷思竭虑:患者对日常生活的一些事情或自然现象,寻根究底,反复思索,明知缺乏现实意义,毫无必要,但又不能摆脱。如反复思索 1 加 1 为什么等于 2 而不等于 3? 水为什么是由氢氧两种元素组成? 有时达到欲罢不能,卧不安眠,无法解脱。有时患者表现与自己的头脑在欲罢不能地进行无休止的争辩,分不清谁是谁非,是一种没有强迫行为的强迫观念。

(2)强迫联想:见到一个字或一句话,或脑海出现一个观念,就不由自主地想到另一个字句或观念,但联想的字句或观念不一定与原来意义相反。如想起生病,就会马上联想到细菌等。

(3)强迫性对立思维:见到一个字或一句话,或脑海中出现一个观念,就不由自主地想到另一个字句或观念,且联想的字句或观念与原来意义相反。如想起漂亮,立即联想到丑陋等。由于对立观念的出现违背患者的主观意志,常使患者感到苦恼。

(4)强迫性回忆:患者意识中不由自主地反复呈现出经历过的事情,无法摆脱,感到苦恼。如在吃饭时,反复出现一些见过的、令人恶心的肮脏场面。

(5)强迫性表象:在头脑中反复出现生动的形象性视觉体验(表象),常具有令人厌恶的性质,无法摆脱。

(6)强迫性怀疑:患者对自己言行的正确性反复产生怀疑。明知毫无必要,但又不能摆脱。如出门时怀疑门窗是否关好了,反复检查多遍还不放心等。伴随怀疑的同时,常伴焦虑与不安,因而促使患者对自己的言行反复检查。

2.强迫性情绪　又称强迫性恐怖。患者害怕丧失自我控制能力,害怕发疯,害怕得病,害怕违法或做有悖道德之事等,明知毫无必要或不合理,但又不能摆脱,这种意向很少会付诸行动。与强迫意向区别在于没有要行动的内在驱使或冲动。

3.强迫意向　又称强迫冲动。患者反复体验到,想要做某种违反自己意愿的动作或行为的强烈内心冲动或内在驱使感。患者明知这样做是荒谬的、不合理的,努力控制自己不去做,但却无法摆脱这种内心冲动。如走到高处,有一种想跳下去的内心冲动;看到异性有一种想要拥抱、亲吻的冲动。尽管当时这种内心冲动十分强烈,但却从不会付诸行动。

4.强迫动作和强迫行为　是指反复出现的、刻板的仪式动作;患者明知不合理,但又不得不做。通常继发于强迫观念,可以是外显的行为或隐蔽的对抗思想,这样是为了减少强迫观念引起的焦虑的各种活动。但强迫症患者也可以没有强迫观念而单独存在强迫行为。少部分患者由于慢性的强迫症病程,强迫行为前的强迫性解释可能在病程发展中消失,而强迫行为成为一种习惯方式,因而丧失自知力,无焦虑和苦恼,不再要求治疗。

(1)强迫性缓慢:此类患者相对少见。患者过分强调事情的精确性和完美性,从而导致强迫性缓慢。如起床要花2~3h等。而患者否认有任何导致这种行为的强迫性观念。可因仪式化动作而导致行动缓慢。但也可以是原发的,例如,看书时目光常停顿在第一行第一个字,不能顺利阅读以下内容。这种现象可能源于患者不能肯定自己是否已经看清或看懂了这一行字,因而停滞不前。这类患者往往并不感到焦虑。

(2)强迫检查:为强迫症状最为常见的症状之一。患者为减轻强迫性怀疑引起的焦虑而采取的措施。如出门时反复检查门窗是否关好了等。

(3)强迫清洗:为强迫症状最为常见的症状之一。患者为了消除对受到脏物、毒物或细菌污染的担心和怀疑,常反复洗手、洗澡或洗衣服。

(4)强迫询问:强迫症患者常不相信自己,为了消除疑虑或穷思竭虑给患者带来的焦虑,常反复要求他人不厌其详地给予解释或保证。有的患者可表现为在自己的头脑里,自问自答,反复进行,以增强自信心。

（5）强迫性仪式动作：这是一些重复出现的动作，他人看来是不合理的或荒谬可笑的，但却可以减轻或防止强迫观念引起的紧张不安。如出门时要先向前走两步再后退一步才敢出门等。

（6）强迫计数：也属仪式动作。计数台阶、计数窗格……本身并无现实意义，患者完成计数，只是为了解除某种担心或避免焦虑出现。有的患者只在自己的头脑里计数，或重复某些语句，以解除焦虑，是一种精神性强迫行为。

强迫动作还可分为屈从性强迫动作（如强迫性怀疑引起的反复检查或核对）及对抗性强迫动作（如患者为了对抗纠缠的强迫观念而反复背诵道德箴言等）。

强迫症患者对强迫症状的态度一般表现为：①患者自感不合理，无意义，力图摆脱，有求治愿望。②由于这种病态精神活动难以摆脱，常继发抑郁、焦虑和紧张情绪。③患者体会到症状是属于病态的精神活动，而非外力所致。患者的自我强迫和反强迫是同时发生的，两者构成强迫现象的两个侧面。但大约50%的强迫症自知力完整，15%的强迫症在反复发作的疾病期间缺乏或仅存少部分自知力。

此外，有时患者（特别是儿童强迫症）摆布自己的父母也参与到自己的动作中来，如要父母回答同样的问题或做同样的强迫动作，若父母不同意这样做，则患者会变得十分焦虑，甚至冲动。

（三）强迫症的认知功能损害

强迫症存在不同程度的认知功能损害。强迫症的认知功能损害程度与病程、严重程度、起病速度、并发症状及强迫症状类型，即是强迫观念还是强迫行为有关。慢性病程，病情严重的强迫观念者认知功能受损明显。合并慢性抽动障碍和Tourette综合征患者存在更多的注意障碍。强迫症的认知功能表现在下述方面。

1.记忆障碍　强迫症患者存在视觉记忆、空间再认、工作记忆、非言语性记忆和数字瞬时再认的损害。强迫症患者可能更多注意事件的细节而影响其记忆功能。有学者认为瞬间记忆是继发于执行功能障碍，是由于记忆的编码损害。

2.注意障碍　强迫症存在视空间注意损害，其转换能力受损，患者把注意力过于集中于不相关的刺激，而对相关任务的选择性注意减退。

3.执行功能障碍　强迫症患者在做神经心理学测验时，由于对测验正确的过分关注和强迫思维插入的扰乱，使之进行缓慢，这可能与前额下皮质系统有关。强迫症患者的威斯康星卡片分类测验（WCST）中错误次数、持续性错误、完成分类数明显较正常对照组差。当其出现错误时，患者在变换解决问题的方法和检查下次是否正确的问题上需花费更多时间。

三、诊断与鉴别诊断

(一)CCMD-3 的诊断标准

1.症状标准

(1)符合神经症的诊断标准,并以强迫症状为主,至少有下列 1 项:①以强迫思想为主,包括强迫性的观念、回忆或表象、对立观念、穷思竭虑、害怕丧失自控能力等。②以强迫行为(动作)为主,包括反复洗涤、核对、检查或询问等。③上述的混合形式。

(2)患者称强迫症状起源于自己内心,不是被别人或外界影响强加的。

(3)强迫症状反复出现,患者认为没有意义,并感到不快,甚至痛苦,因此试图抵抗,但不能奏效。

2.严重标准　社会功能受损。

3.病程标准　符合症状标准至少已 3 个月。

4.排除标准

(1)排除其他精神障碍的继发性强迫症状,如精神分裂症、抑郁症或恐惧症等。

(2)排除脑器质性疾病,特别是基底节病变的继发性强迫症状。

(二)鉴别诊断

典型的强迫症诊断并不困难。但有些慢性病例可对其症状不再感到苦恼,无求治欲,无自知力;有些强迫症症状常多变而泛化,内容亦常是荒诞不经;有些强迫症合并其他精神症状等。需要与之鉴别的疾病有以下几种。

1.恐惧症　主要指强迫症中强迫性恐怖与恐惧症的区别。强迫观念和行为常起源于患者的主观体验,其回避行为与强迫怀疑和担心有关,强迫症的害怕并非疾病本身的特点,而是疾病的结果,且处心积虑的信念系统围绕强迫仪式;而恐惧症的恐怖对象来源于客观现实,在于对特殊环境或物体的恐怖,有回避行为,不伴强迫观念,对现实缺乏批判力,缺乏自我克制愿望。这两种疾病也可同时存在。

2.强迫性人格障碍　强迫性人格障碍的核心是力图保持自身和环境的严密控制,多注意细节,追求完美,刻板固执。强迫性人格障碍与强迫症的关键差异是强迫性人格障碍其体验和行为的自我和谐性质,并没有要求其他人与其标准一致的欲望。患者往往习惯于自己的行为方式,并不认为有任何异常.极少主动求医。该患者往往缺乏明确的强迫性思维或动作,往往能较好地学习、工作。

3.抑郁症　可根据优势症状、症状出现的先后及"继发与原发"来鉴别,如难以判断两类症状的发生先后且症状严重程度差不多时,应优先考虑抑郁症诊断。

抑郁症与强迫症有 3 种关系状态。

(1)强迫症合并抑郁症状:强迫症是一种严重造成社会功能损害的疾病,并妨碍患者的家庭、工作和社会生活,致患者感到非常不快乐,这种痛苦可能达到诊断为神经症性抑郁的程度。但抑郁情绪常因强迫症状的减轻而好转。

(2)抑郁症合并强迫症状:KendeLL 及 Discipio 发现住院的抑郁症 20%以上有强迫症状和强迫特征。一般认为强迫症状与抑郁症状同时发生或出现在抑郁之后,强迫观念多为伤害他人的内容,抑郁症状的加重或减轻一般会伴有强迫症状严重程度的平行变化。

(3)强迫症与抑郁症共存:慢性强迫症合并抑郁症。

4.精神分裂症　慢性强迫症可出现短暂精神病性症状,精神分裂症也可合并强迫症状。精神分裂症伴强迫症状时强迫症状仅为症状的一部分,具有下列特征:①强迫症状刻板、重复及内容离奇、多变。②缺乏自知力,缺乏明显的焦虑情绪,无求治欲。③强迫症状出现缺乏明显的心理诱因。④还存在精神分裂症的其他症状。但有些强迫症症状常多变而泛化,内容亦常是荒诞不经,有鉴别价值的是强迫症状的"属我"性,及对症状的批判力;精神分裂症的强制性症状或关系妄想则为"非我"性,常归咎于外力所强加,且不具批判力。慢性强迫症患者,病情加剧时可出现短暂的精神病性症状,不久即可恢复,不宜认为此时已发展为精神分裂症。

5.神经性厌食　3%~83%神经性厌食患者伴强迫特征或症状,主要涉及对体象的过度担心和关注。但神经性厌食对病态没有自知力,也缺乏强迫症的担心、害怕和不完美感。行为的目标是维持或加速期望的目标,没有真正的强迫行为。强迫症患者体验到与食物污染伴随的恐怖时可有明显的体重下降,但患者并无真正典型的对体象的担心,并能认识到这种状态的荒谬性。

6.多发性抽动秽语综合征　强迫症中有发音和运动抽动的患者占 20%,抽动是对紧张和不舒服的反应;强迫动作是为了减少强迫观念引起的焦虑。

7.脑器质性疾病　中枢神经器质病变,特别是基底节病变,可出现强迫症状。此时依据中枢神经系统疾病的病史、体征和实验室检查,鉴别不难。

8.氯氮平所致强迫症状　某些服用氯氮平患者可出现药源性强迫症,鉴别要点是有明确的氯氮平服药史,服氯氮平前无强迫症状,停用氯氮平后其强迫症状减轻或消失。

四、发病特点、病程和预后

强迫症大多缓慢起病,发病于成年早期。75%的患者起病于 30 岁以前,45 岁以后首发强迫症状者,其诊断需要慎重。尽管仪式行为是7~8岁儿童正常发育的特征,但在儿童期强迫症发病罕见。女性更多地表现为强迫性清洗及回避行为,而男性更多仪式性检查。

54%~61%的病例逐渐发展;24%~33%的病例呈波动性病程;11%~14%的病例有完全缓解的间歇期(Black,1974年)。约2/3的患者能在1年内缓解,病情超过1年,通常呈持续性病程,可达数年,但如缺乏有效治疗,很少自发缓解。

强迫症是十大致残原因之一,常有中度及重度社会功能障碍。荷兰的一项调查发现,75%的强迫症患者家庭关系不和睦,62%交友能力受损,58%不能完成学业,47%工作能力受损,40%长期失业。强迫症对需要阅读能力和维持注意力的工作影响尤为明显。强迫症患者的生活质量与其年龄、发病年龄、婚姻状况、性别和受教育程度无关。强迫症预后不佳的主要因素为:①起病年龄早,病程长,症状严重,强迫行为频繁出现等。②病前有强迫人格。③存在持续性的心理社会应激。

五、治疗

(一)治疗原则

强迫观念以药物治疗为主,强迫行为以行为治疗为主。药物治疗和心理治疗合并使用往往可以取得较佳效果。

1.药物治疗　以对5-HT再摄取有抑制作用的氯米帕明和SSRIs疗效最好,SSRI类药物的治疗日剂量较用于治疗抑郁症时为高;焦虑明显可合并用苯二氮䓬类如氯硝西泮,但对强迫症状一般并无效果;强迫症需较长治疗时间,一般需应用治疗剂量10~12周。

(1)氯米帕明:对强迫症状和抑郁症状都有治疗作用。首次治疗量可从25mg睡前服开始,以后逐日增加25mg,1周内剂量达每日150mg,分2~3次服。抗胆碱能不良反应明显者,治疗日剂量可稳定在150~200mg;不良反应能耐受者,治疗日剂量可增加到250~300mg。一般在达到治疗剂量2~3周后开始出现疗效,在达到最高剂量之后3~4周仍无效果者,可考虑改用或合用其他药物。治疗有效的病例,整个治疗时间不宜短于6个月。部分患者需长期服药才能控制症状。一般来说,本药对以强迫观念为主、血小板5-HT含量显著升高者疗效较好;对以强迫行为为主、血小板5-HT含量升高不明显者疗效较差。

(2)帕罗西汀:治疗日剂量为60~80mg,可从每日20mg开始。

(3)氟西汀:治疗日剂量为60~80mg,可从每日10~20mg开始。

(4)舍曲林:治疗日剂量为50~200mg,可从每日50mg开始。

（5）氟伏沙明：治疗日剂量为 100～300mg，可从每日 50mg 开始。

2.心理治疗　以行为治疗和支持性心理治疗较常用。

（1）行为治疗：系统脱敏疗法对强迫症状有效，主要采用暴露疗法和反应预防技术。治疗策略是使患者暴露于害怕的环境，激发起焦虑或不安；然后让患者自愿忍受住不表现出仪式动作或强迫行为。第一步是帮助患者制定逐步地、有系统地进行暴露的计划。如不进行强迫行为时按引起焦虑的程度从小到大把这些活动或情景依次排列出来列成一张清单。第一步最轻，可以是想象如果没有进行强迫动作时的情况，强迫动作的次数也可作为一个制订参数。第二步实施逐级暴露。在逐级暴露过程中指导患者忍受强迫的冲动，直到焦虑或不安明显减少。然后进行下一级的暴露。如在暴露过程中焦虑或不安十分明显，可配合生物反馈或放松训练以减轻焦虑。

（2）支持性心理治疗：重点有两个方面，一是对患者解释本病既不会演变成其他精神病，也不会失去自我控制，这些正是患者所担心的；二是鼓励患者以意志去克服强迫症，指导患者把注意从强迫症状转移到日常生活、学习和工作中去，有助于减轻患者的焦虑。

（二）难治性强迫症的治疗

强迫症是一种常见病和慢性病，虽然 5-羟色胺再摄取抑制剂（SSRI）对强迫症治疗有效，但据估计对其中的 40%～60%患者仍无效，其中有 20%～40%的患者经数种 SSRI 系统治疗仍无效。难治性强迫症一般症状严重，自知力差，慢性病程；较多合并双向情感障碍、进食障碍、酒或药物滥用及精神分裂症，可采用下列治疗方法。

1.换用另一种 SSRIs　SSRIs 对强迫症的治疗理论是通过增加区域性脑通路 5-HT 神经递质而起作用。如果患者对氯米帕明和其中一种 SSRI 类无效，换用另一种 SSRI 有可能取得好的疗效，因为这些药物都有阻断 5-HT 受体的重摄取，但其亚受体是不相同的。常见的如氟伏沙明、西酞普兰等，大约有 25%的患者换药后可取得好的疗效。也可换用有其他作用机制的药物，如文拉法辛等。

2.加增效剂　如上述方法仍不理想，可在继续 SSRIs 治疗同时加增效剂。加入增效剂有两种办法，第一合用可以增强 5-HT 功能的增效剂，第二合用低剂量的多巴胺拮抗剂。具体合用哪一种增效剂还需考虑强迫症的亚型和共患症状，共患注意缺陷多动障碍（ADHD）加用兴奋剂作增效剂，共患双向情感障碍加情感稳定剂作增效剂，脑电图异常加情感稳定剂或抗癫痫药作增效剂。具体有下述药物，但经验还欠成熟，需进一步探索。

(1)经典抗精神病药物:有研究报道在 SSRI 治疗剂量的基础上合用小剂量的多巴胺拮抗剂氟哌啶醇和匹莫齐特等对难治性强迫症有效,特别是共患慢性抽动障碍和分裂样人格障碍的强迫症有明显疗效,但其锥体外系不良反应限制了它的应用。有报道对于抗强迫症的一线药物(氯米帕明和 SSRI 类)治疗无效后,合用抗精神病药可改善其症状,但停用抗精神病药物 2 个月后,83.3% 的患者复发。说明抗精神病药物对难治性强迫症的治疗有增效作用,维持抗精神病药物作增效剂治疗也有其必要性。

(2)非典型抗精神病药物:双盲研究证实利培酮、奥氮平、喹硫平作增效剂对部分难治性强迫症有效。单用氯氮平、奥氮平和利培酮在治疗合并有强迫症状的25% 精神分裂症时会加重其强迫症状,可能机制是氯氮平通过抑制 5-HT$_2$ 受体活性而使黑质纹状体系的 DA 能脱抑制性兴奋,引起 DA 能增强和强迫症状。但有研究证实氯氮平、奥氮平和利培酮与 SSRIs 合用对部分难治性强迫症有较好疗效,合用利培酮对共患双相情感障碍的难治性强迫症效果更佳。利培酮与氯氮平都是 DA$_2$/5-HT$_2$ 受体拮抗剂,但利培酮的抗 DA$_2$ 比抗 5-HT$_2$ 的效应比率比氯氮平强,故利培酮能强化 5-HT 回收抑制剂的抗强迫效应。有研究报道加用喹硫平增效剂后,其强迫症状改善,但抑郁症状和焦虑症状并无改善,显示出增效剂的独特改善强迫症状的作用。有药理动力学理论认为非典型抗精神病药物通过拮抗 5-HT 受体而提高 SRI 的活性,由于非典型抗精神病药物的 D$_2$ 拮抗作用,特别是对 5-HT$_{2A}$ 和 D$_2$ 的拮抗作用,使 SSRIs 的治疗范围扩大。

(3)碳酸锂:有若干研究报道锂盐作增效剂对难治性强迫症有效,但在双盲对照研究中与安慰剂组无显著性差异。

(4)抗抑郁药:虽然还缺乏双盲研究证实有效,但氯米帕明在临床中普遍被用作难治性强迫症的增效剂。但在合用过程中要注意 SSRIs 可显著提高三环类抗抑郁药的血药浓度,引起"5-羟色胺综合征",出现高热、大汗、意识模糊、抽搐等严重症状。因此,开始用药剂量宜少,加药不宜太快,注意血药浓度监测及临床观察。一旦出现立即停药,给予降温、输液、控制抽搐发作等对症处理和营养支持疗法。

(5)抗焦虑药:个案报道氯硝西泮单用或作为增效剂对强迫症均有效,机制可能是作用于 5-羟色胺。

(6)抗癫痫药:有个案报道氯米帕明合用卡马西平对难治性强迫症有效,特别是在合并有冲动行为的强迫症患者中,但卡马西平能减少氯米帕明的血药浓度,所以卡马西平的增效作用不可能是由于增加了氯米帕明的血药浓度所致,卡马西平可释放 5-HT 可能是其增效原因之一。

(7)其他:有报道色氨酸作增效剂有效;甲状腺素作增效剂对重性抑郁有较好疗效,但对强迫症的增效作用尚未证实;加丁螺环酮对难治性强迫症有效。

3.静滴氯米帕明或西酞普兰　治疗难治性强迫症的另一种方法是氯米帕明静脉用药,Brian A 等研究发现,难治性强迫症经 2 周药物清洗期后改静滴氯米帕明,第 1~第 2 日为每日 25mg,第 3 日为每日 50mg,第 4 日为每日 75mg,第 5 日为每日 100mg,第 6 日为每日 125mg,第 7 日为每日 150mg,第 8 日为每日 175mg,第 9日为每日 200mg,第 10~第 14 日为每日 250mg,静脉用药 14 日后,病情明显改善,然后再换用口服氯米帕明,剂量为每日 250mg。有报道在氯米帕明静滴前催乳素及可的松血浆水平较低者及静滴 14 日后生长激素水平分泌明显增多的难治性强迫症,对静滴氯米帕明效果较好。Stefano 研究发现,静滴西酞普兰可安全、快速地改善难治性强迫症。剂量用法为第 1~第 2 日为 20mg,第 3~第 6 日为 40mg,第 7~第 21 日为 60mg,从第 22 日后换用口服西酞普兰,剂量为每日 40~80mg。但要注意其心血管系统的不良反应。

4.电休克治疗　ECT 的抗强迫作用是令人怀疑的,但在伴有严重抑郁和自杀的强迫症中可用 ECT。

5.精神外科手术治疗　其指征为症状严重,药物治疗与心理治疗失败,以及自愿接受。精神外科手术治疗是治疗难治性强迫症的最后一个手段。目前的手术主要包括前扣带束切开术、前囊切开术、尾下神经束切除术、边缘前额脑白质切除手术,虽然很难进行对照研究,但其对部分难治性强迫症治疗有效。目前对于该疗法的远期疗效及后遗症等问题颇存争议,因此建议选择病例需严格并加强随访,严格防止滥用。

第三节　躯体形式障碍

躯体形式障碍是一种以持久地担心或相信各种躯体症状的先占观念为特征的神经症。患者因这些症状反复就医,各种医学检查阴性和医生的解释,均不能打消其疑虑。即使偶尔患者确实存在某种躯体障碍,但不能解释症状的性质、程度或患者的痛苦感觉。这些躯体症状被认为是心理冲突和个性倾向所致,但对患者来说,即使症状与应激性生活事件或心理冲突密切相关,患者常否认心理因素的存在。病程呈慢性波动性,常伴有焦虑或抑郁情绪。在 CCMD-3 中将其分为躯体化障碍、未分化的躯体形式障碍、疑病症、躯体形式的自主神经紊乱、躯体形式的疼痛障碍等。本病女性多见,起病年龄多在 30 岁以前。由于各国诊断标准的不同,缺乏可比较的流行病学资料。鉴于临床上疑病症在躯体形式障碍中所占的比重较大,故在此详细介绍疑病症。

一、疑病症

疑病症即疑病性神经症,是一种以怀疑身患疾病为主要临床特征的躯体形式障碍。该类患者对自身健康或疾病过分担心,害怕自己患了某种严重的躯体疾病,或相信自己已经身患一种或多种严重的躯体疾病,不断要求进行医学检查,怀疑阴性的检查结果,不相信医生的诊断,以致四处求医。即使患者有时存在某种躯体障碍,也不能解释所诉症状的性质、程度,或患者的痛苦与先占观念,常伴有焦虑、抑郁等情绪,呈慢性波动性病程。

临床上精神科所遇到患者往往具有长时间的求医经历,拥有大量临床检查资料,采用过多种药物的治疗,更有甚者曾经采用外科手术效果不佳时才考虑就诊精神科,最终确诊为疑病症的病例。目前全科医生对此类患者的识别率相对较低。

(一)病因与发病机制

1.遗传　现有的研究结果表明疑病症与遗传易罹素质有关。国外的寄养子研究资料表明,遗传因素可能与该病的发病有关。就现有的研究资料,尚不能做出遗传因素在此疾病的发生、发展过程中究竟起多大作用的结论。

2.个性特征　研究发现,患者多具有敏感、多疑、固执的个性特征。他们更多地把注意力集中于自身的躯体不适及其相关生活事件上,导致感觉阈值降低,增加了对躯体感觉的敏感性,易于产生各种躯体不适和疼痛,继而强化已存的先占观念。

3.神经生理　有人认为,疑病症的患者存在脑干网状结构滤过功能障碍。一般情况下,正常个体不能确切感受人体内脏器官活动,一旦脑干网状结构的滤过功能失调,患者对内脏器官活动的感觉阈值下降,各种生理变化信息不断被感受。一般而言,该类患者对内脏的感觉往往是含糊的、定位不准的,体验常为牵拉、隐痛等。

4.心理社会因素　如婚姻的改变,亲友的离别,孤独,生活稳定性受影响,安全感缺乏,均可成为发病的诱因。另外,医务人员不恰当的言行、态度可以引起患者的多疑,或者医生做出不确切的诊断等,均会加重患者的先占观念。有部分患者在躯体疾病以后,通过自我暗示或联想而产生疑病。

（二）临床表现

本病的临床特点正如病名所描述，主要环绕在怀疑自己患上了某种严重的躯体疾病，这种怀疑可建立于完全健康的身体情况，即所谓"无中生有"；也可以是对原患不很严重的躯体疾病的顾虑，即"添油加醋"。为了证实自己的看法，患者从各种医书中找寻根据，再与自身的感受和想法联系起来，以证明自己可能患上了某种严重躯体疾病。同时不断地更换医院及医生，要求对他进行更详细的检查。

怀疑可以来源于亲友的患病经历，或从影视、书刊中得到的"启发"，或对自己所患躯体疾病的过分"钻研"。也有的患者并未能发现这些来源，怀疑自己患上"癌症""艾滋病"等常是当代最时髦的疑病内容。

对自己身体的过分注意和感觉过敏是本病的另一特点，如经常观察自己的面色，注意自己的脑内及循环、呼吸、消化系统等感觉，由于注意力过分集中于身体内部的感受，因此其对异常感觉的描述非常生动、具体，如感觉到血液流动、胃肠扭转、脑部充血等，对外界的关心减退。尽管经过多方检查和诊断，均未能证明患者患有何种严重躯体疾病，但患者不能接受，仍不断地追根究底，医生和家属的解释常无济于事，即使暂时接受，不久又疑惑丛生。这种坚信不疑的想法，就是疑病观念，由于这种观念与患者的个性特点和心理社会背景有关，属于一种超价观念。

患者不仅自己陷入在疑病的痛苦之中，而且还苛刻要求家属对他百般同情，不仅言语和气、态度耐心，而且在行动上要求不厌其烦地陪同他往医院东奔西走。作为家属，与这样的患者朝夕相处，耗去大笔医疗费用尚且不说，要做到长久耐心实在是件不容易的事，有时难免流露出来抱怨及不耐烦的情绪，患者就会感到十分难受；如果此时正好处在他心情烦躁之际，一场你怪我责的争执就不可避免。时间一久，家庭矛盾自然会凸显出来。医生在诊治疑病症患者时，经常会听到患者的抱怨之声，事实的来源就在于此。

由于患者终日专心致志于自己的"不治之症"，使工作和学习都受到影响，兴趣减退，对前途也显得悲观失望，抑郁情绪日益变得明显起来，但这是继发性的。疑病症的产生是基于对健康的完美要求和对生命的忧虑，因此自杀是少见的，但也不能排除在极端无望及严重抑郁状态下出现的自杀行为，所以对这样的患者也需防止自杀。

（三）诊断

根据 CCMD-3，疑病症的诊断条件如下。

1.症状标准

（1）符合神经症的诊断标准。

（2）以疑病症状为主，至少有下列1项：①对躯体疾病过分担心，其严重程度与实际情况明显不相称。②对健康状况，如通常出现的生理现象和异常感觉做出疑病性解释，但不是妄想。③牢固的疑病观念，缺乏依据，但不是妄想。

（3）反复就医或要求医学检查，但检查结果阴性和医生的合理解释，均不能打消其疑虑。

2.严重标准　社会功能受损。

3.病程标准　符合症状标准至少已3个月。

4.排除标准　排除躯体化障碍、其他神经症性障碍（如焦虑、惊恐障碍，或强迫症）、抑郁症、精神分裂症、偏执性精神病等。

在具体进行疑病症诊断时，要遵循下列诊断步骤：

第一步要排除脑部和躯体疾病的存在。不要首先从精神科专业的眼光去进行诊断，尤其不要疏忽一些不容易诊断的脑部和躯体疾病。有一名经常诉述吞咽不便的患者，经过食管钡剂造影等检查，否定有器质性病变存在，作为疑病症处理，但1年后再经食管钡剂造影检查，确诊为食管癌。曾有报道，1名以反复腿部疼痛为突出体诉的患者，经过很多检查都未发现有器质性病变，后经脑电图检查确诊为癫痫，才得以接受有效治疗。

第二步是要鉴别疑病症是原发的还是继发的。后者是指在脑或躯体疾病，或重性精神病基础上所伴发的疑病症状，这里严格说来疑病只是作为这些疾病的一个症状，而并非疑病性神经症。

第三步要与其他神经症的疑病症状进行鉴别，如抑郁性神经症、恐惧症、强迫症、癔症、焦虑症等，从等级诊断原则来说，疑病症应放在此后考虑。

（四）鉴别诊断

1.脑部或躯体疾病伴发疑病症状　首先是不要疏忽脑部和躯体疾病的存在，通过详细病史和检查一般可以明确诊断；其次是不要被所患有关疾病伴发的疑病症状所迷惑。对于患有脑部或躯体疾病的患者来说，夸大疾病症状的现象是常见的，此时容易被人忽视基础疾病的重要性，从而进行本末倒置的治疗。

2.精神分裂症　精神分裂症早期可出现疑病症状，而且以疑病为突出症状的精神分裂症病例往往病程迁延，治疗效果较差。疑病观念具有一定固定性和黏着性，劝说往往无效，也有坚信不疑的特点，这样就使临床上较难区分疑病观念与疑病妄想，因此疑病症与精神分裂症鉴别需要从整体上考虑，可根据下列几点进行鉴别。

（1）病前个性特点：疑病症患者病前一般有疑病个性特点，表现在：①恪守养身之道。②经常注意自身健康状况,对感觉不适比较敏感。③对医药知识特感兴趣,服药关心药物不良反应。④胆小、固执、刻板。

精神分裂症患者的疑病症状发生往往缺乏以上个性特点。

(2)起病的环境因素:疑病症的发生可能有躯体疾病基础,也可以发生在经历家人或周围人伤亡事件之后;精神分裂症发生的环境因素可能是微不足道的。

(3)疑病症状的内容:疑病症的疑病观念较具现实性,其内容可以从其个性特点及环境因素追溯来源;精神分裂症的疑病症状内容显得古怪离奇、荒谬。

(4)与其他精神活动的协调关系:疑病症除疑病症状外,常伴焦虑、抑郁症状,与环境协调较好;精神分裂症者经仔细观察可以发现精神活动内在不协调和与环境不协调现象。有时还可发现其他的思维、行为障碍。

(5)对疾病的态度:疑病症患者对疑病症状的体验和感受深刻、明确和细致,情感反应强烈而鲜明,有迫切的治疗要求;精神分裂症患者虽表面看来对疑病症状关心,似乎有内省力,要求四处求诊,但对自己的状态缺乏真正担心和苦恼,焦虑和抑郁情绪不深刻,求医的目的是证实有病,而不是治疗,因此到处求诊,但不认真服药。

对于仅有疑病症状的早期精神分裂症患者,确诊并不是像以上所述的那么简单,不同医生做出不同疾病诊断的事情是经常有的,因此对疑病症患者需要进行跟踪随访,作纵向观察。

3.躯体化障碍　躯体化障碍的名称来源于 ICD-10 及 DSM-Ⅳ,CCMD-3 亦予列入。根据 ICD-10,躯体化障碍与疑病症有下列不同。

(1)躯体化障碍患者关注的重点在症状本身;疑病症患者注意重点在障碍的过程及其将来的后果。

(2)躯体化障碍患者诉述涉及的疾病较多,且经常变化;疑病症的先占观念仅涉及 1 种或 2 种躯体疾病,且诉及的病名前后一致。

(3)躯体化障碍患者要求通过治疗以消除症状;疑病症患者倾向于要求进行检查以确立或证实潜在疾病的性质。

(4)躯体化障碍患者中常有药物过度使用,同时存在长期不遵医嘱的情况;疑病症患者害怕药物及其不良反应,常频繁更换医生寻求保证。

(5)躯体化障碍患者常伴有社会、人际及家庭行为方面长期存在的严重障碍,女性远多于男性;疑病症患者没有特殊的社会及家庭背景,两性发病率没有差异。

在临床上两者分辨不清的情况是很常见的,根据以上鉴别要点,大致可以进行诊断,如果鉴别有困难时,多倾向于诊断疑病症,也符合我国传统诊断的习惯;或者笼统地诊断为躯体形式障碍。

4.神经衰弱　患者常多体诉,对疾病也常多焦虑,有时难以与疑病性神经症区别,鉴别上的困难还在于如下。

(1)实际病例中,可以同时具有两种疾病的特征。

(2)理论上的未决问题:神经衰弱是否可作为独立的疾病诊断,国内外学术界存在争议,但我国仍承认神经衰弱是独立的精神疾病。

ICD-10 记述了神经衰弱与疑病症的区别,认为神经衰弱的突出特征是患者强调疲劳感和虚弱,为脑力活动和体力活动效率下降而担忧。而疑病症的主宰临床相为有关躯体疾病的体诉和先占观念。具体地说,神经衰弱的疑病症状比较泛化、比较模糊,经适当治疗,躯体不适改善后疾病可减轻或消失;而疑病症却不同,其突出症状为限于一种或几种躯体疾病的先占观念,比较集中和孤立,不泛化,治疗较难奏效。

5.焦虑症　两病的鉴别根据如下。

(1)确定焦虑和疑病症状何者为原发性的,何者为主要症状。焦虑症患者首先表现明显焦虑症状,在此基础上才出现疑病症状,并且程度不突出。疑病症患者首先表现的突出症状为疑病性先占观念,然后继发焦虑,焦虑症状亦不一定严重。

(2)严格掌握焦虑症诊断标准:CCMD-3 述及诊断焦虑症的 3 个条件,除存在没有明确对象和无固定内容的恐怖紧张外,还必须存在自主神经紊乱症状及运动性不安症状。

(3)进行较长时期的病情观察:不要只根据某一个横断面进行诊断,因为神经症患者症状多变化,如果仅根据某个横断面的表现进行诊断,容易出现诊断分歧。

6.抑郁症　伴有疑病症状并不少见,尤其是轻型抑郁症,隐匿性抑郁症以躯体症状为突出表现,老年抑郁症的特征除有抑郁情绪外,还有明显的疑病体诉。有的抑郁症患者以性功能障碍为突出体诉,到处求医,希望能恢复性功能,虽然经检查未发现器质性病变,但仍不罢休,胡乱投医用药,或求神拜佛。

抑郁症患者的抑郁症状一定比较突出,而且为原发性的,可以存在自我感觉减低、缺乏自信、内驱力减退、有自责内疚罪恶感,有消极厌世观念者主要基于绝望;疑病性患者以疑病先占观念为原发症状,同时或继发抑郁症状,有强烈的求生欲望,反复求医的意志亢进,而无罪恶感、虚无妄想等症状。此外,过去有无情感性障碍的发作史及家族史可供参考。疑病症状产生的个性及环境条件也有重要的鉴别价值。

（五）治疗

1.建立良好医患关系　对于疑病症治疗来说，这一点是最重要的。疑病症患者来诊时经常一话未说，先要求医生看看他带来的一大堆病历和检查单，如果医生没有足够的耐心，未能取得患者的信任，那么任何治疗方法都不会取得效果。因此医生要有同情、耐心的态度，进行解释要注意方法，对患有的疾病和症状不要急于否认，做出解释，也不要迁就患者作进一步检查。

2.避免医源性影响　不必要的过多检查和药物滥用都会增强患者的疑病观念，需竭力避免。疑病症患者还经常关心所服药物会出现哪些不良反应，因此医生要注意解释技巧，药品说明书最好避免让患者直接看到。

3.心理治疗　本法是疑病症的主要治疗形式，其目的在于让患者了解所患疾病的性质，改变其错误态度，使患者对自己的身体情况与健康状态有一个相对正确的评估。目前常用的有认知治疗、行为治疗与精神分析等，森田疗法对消除疑病观念有时有良好效果，值得试用。

4.药物治疗　疗效不理想，有焦虑、抑郁症状者，可以使用抗焦虑、抗抑郁剂，用药原则如下。

（1）药物品种要少而精，不用不必要药物。

（2）药物不良反应要小，出现时及时处理。

（3）药物剂量递增要根据患者耐受性而定，小量开始，缓慢递增。

近年来有报道使用匹莫齐特治疗疑病症有一定效果，Munro 首先报道 12 例，其中 11 例治愈，另 1 例患者自动终止治疗。每日剂量 2～8mg，每餐服 1 次。

二、其他躯体形式障碍

（一）躯体化障碍

躯体化障碍是一种以多种多样、经常变化的躯体症状为主要临床表现的神经症。其症状可涉及身体的任何系统或器官，临床上最常见的表现为胃肠道不适和皮肤的异常感觉，也可出现皮肤瘀点。另外，以性及月经的障碍为主诉的也很常见，常伴有明显的抑郁和焦虑。病程常呈慢性波动性，同时可伴有社会、人际及家庭行为方面长期存在的严重障碍。女性远多于男性，多在成年早期发病。以多种多样、反复出现、经常变化的躯体症状为该病的主要特点。

CCMD-3 中对其诊断有如下的要求：①符合躯体形式障碍的诊断标准。②在下列 4 组症状之中，至少有 2 组共 6 项：胃肠道症状，如腹痛、恶心、腹胀或胀气、饮食无味或舌苔过厚、呕吐或反胃、大便次数多、稀便或水样便；呼吸循环系症状，如气短、胸痛；泌尿生殖系症状，如排尿困难或尿频、生殖器或其周围不适感、异常的或大量的阴道分泌物；皮肤症状或疼痛症状，如瘢痕、肢体或关节疼痛、麻木或刺痛感。③体检和实验室检查不能发现躯体障碍的证据，能对症状的严重性、变异性、持续性或继发性的社会功能损害做出合理解释。④对上述症状的优势观念使患者痛苦，不断求诊，或要求进行各种检查，但检查结果阴性和医生的合理解释均不能打消其疑虑。⑤如存在自主神经活动亢进的症状，则不占主导地位。

（二）躯体形式自主神经紊乱

躯体形式自主神经紊乱指的是受自主神经支配的器官系统（如心血管、胃肠道、呼吸系统）发生躯体障碍所致的神经症样综合征。本障碍的特征在于明显的自主神经功能紊乱，在非特异性的症状附加了主观的主诉，并且坚持将症状归咎于某一特定的器官或系统的病变。患者有自主神经兴奋症状（如心悸、出汗、脸红、震颤），同时出现了非特异，有个体特征和主观性的症状，如部位不定的疼痛、烧灼感、沉重感、紧束感、肿胀感，但经检查这些症状都不能证明有关器官和系统发生了躯体障碍。

诊断标准如下：①符合躯体形式障碍的诊断标准。②至少有下列2项器官系统（心血管、呼吸、食管和胃、胃肠道下部、泌尿生殖系统）的自主神经兴奋体征：心悸；出汗；口干；脸发烧或潮红。③至少有下列1项患者主诉的症状：胸痛或心前区不适；呼吸困难或过度换气；轻微用力即感过度疲劳；吞气、呃逆、胸部或上腹部的烧灼感等；上腹部不适或胃内翻腾或搅拌感；大便次数增加；尿频或排尿困难；肿胀感、膨胀感或沉重感。④没有证据表明患者所忧虑的器官系统存在结构或功能的紊乱。⑤并非仅见于恐怖障碍或惊恐障碍发作时。

其类型包括心脏神经症、神经循环衰弱、Da Costa综合征、心因性吞气症、呃逆、胃神经症、心因性激惹综合征、心因性腹泻、胀气综合征、过度换气症、心因性尿频和排尿困难。

（三）持续性躯体形式疼痛障碍

持续性躯体形式疼痛障碍是不能用生理过程或躯体疾病予以解释的持续、严重的疼痛，但可以肯定情绪冲突或心理社会问题是导致疼痛的直接原因，经过检查未发现相应主诉的躯体病变。病程迁延，持续6个月以上，使社会功能常受损。诊断时需排除抑郁症或精神分裂症病程中的躯体化障碍，以及检查证实的相关躯体疾病与疼痛。

诊断标准如下：①符合躯体形式障碍的诊断标准。②持续、严重的疼痛，不能用生理过程或躯体疾病做出合理解释。③情感冲突或心理社会问题直接导致疼痛的发生。④经检查未发现与主诉相应的躯体病变。

(四)未分化躯体形式障碍

躯体症状的主诉具有多样性、变异性的特点,但构成躯体化障碍不够典型时才考虑本诊断。

第四节　神经症以及相关障碍患者的护理

一、焦虑症患者的护理

(一)护理评估

1.躯体评估

(1)生命体征及营养状况:检测体温、脉搏、呼吸、血压;评估面色及皮肤弹性情况。

(2)自主神经症状:患者是否突然出现心悸、气短、胸闷、出汗、头晕等症状。

(3)睡眠障碍:有无入睡困难或早醒。

(4)患者的情绪:进食及二便情况。

(5)有无药物过敏史:是何种药物及过敏症状。

2.社会心理

(1)病前性格:评估患者平日性格特点,是开朗还是孤僻,兴趣爱好如何,工作、学习、生活能力保持情况。

(2)寻求焦虑源:近期有无重大生活事件,评估生活事件的强度、内容,对患者的影响程度;焦虑、担忧或恐惧的内容;是否有回避的场景或内容。

(3)患者家属对疾病的认知程度及其对患者的态度。

3.精神症状

(1)患病前后情绪的改变,现在是否易烦躁、易激惹、坐卧不安,面容紧张,发抖等。

(2)过激行为评估有无冲动毁物、自杀等行为,出现过激行为时的情境。

(3)沟通交流,与护士沟通有无困难,是否有注意力不集中、记忆力降低。

(4)焦虑发作的频率和持续时间。

(二)护理问题

1.焦虑的相关因素　与患者存在广泛的持久的不安全感、惊恐发作等有关。

2.恐惧的相关因素　与担心惊恐的内容出现等有关。

3.睡眠障碍的相关因素　与焦虑情绪,担心不好的事情要发生等有关。

4.舒适改变的相关因素　与焦虑情绪所致的神经系统的症状有关。

5.有营养失调危险的相关因素　与焦虑情绪改变正常的饮食习惯和规律有关。

6.生活自理能力降低的相关因素　与恐惧、紧张、躯体的不适等影响正常生活有关。

(三)护理措施

1.建立信任的护患关系　接触患者时既要尊重、同情、关心,又要保持沉着、宁静、坚定的态度;语言亲切,但要简明扼要;注意倾听患者的诉说,不断给予回应,运用陪伴技巧或非语言沟通技巧来表达对患者的关怀和支持,让其感受到有人愿意与他共同面对困难,有能力帮助其解决,而不是孤军奋战。

2.修正环境对患者的不良影响　准备好接受治疗的住院环境,尽量排除其他患者的不良干扰,满足患者的合理需求,帮助其尽快适应新的环境,减少压力。他人切不可取笑患者的症状表现,以免使患者缺乏安全感,或有其他症状的出现。

3.教导放松技巧

(1)鼓励患者以语言表达的方式疏泄情绪,表达焦虑感受,护理人员可针对患者传达的焦虑情绪,指导其做好自我调适。

(2)督导患者进行放松调适,如在光线柔和的环境里,随着护士的指导语和音乐进行肢体放松、深呼吸或是慢跑等。

(3)鼓励其多参加工娱治疗活动,根据患者的兴趣、爱好安排、扩展其生活领域及兴趣范围。目的是转移其注意力,减轻焦虑情绪。

4.帮助患者认知症状　护士要认识患者焦虑时所呈现的行为模式,要接受患者的病态行为,不要对其加以限制和批评;在良好治疗关系的前提下,可用说明、解释、分析、推理等技巧使患者认识其病态症状,用明确的态度指出其焦虑行为,使其认知并努力减少焦虑行为。

5.做好基础护理、服药护理,保证其生理需求　关心患者的进食、睡眠、服药情况。对于焦虑症状严重的患者,可给予高营养、易消化的食物,劝其多吃水果和蔬菜,并保证水的摄入量;关注其睡眠环境,根据患者的特点而定,尽量满足其合理要求,必要时使用药物帮助其渡过难关;教育患者按时服药,培养患者的依从性。观察用药情况,出现药物不良反应及时上报医生和给予相应的处理。

6.健康宣教,指导患者提高应对能力　要让患者和家属了解有关疾病的相关知识,如病因、临床表现、治疗及药物的不良反应等;重要的是与患者共同探讨其产生焦虑的压力源和诱因,以及其焦虑时的行为模式,随后共同制订和尝试适合于患者减轻焦虑的应对方式,并加以训练和强化,鼓励其要坚持不懈地按计划做,并给予支持。

(四)护理评价

(1)患者的焦虑程度是否减轻。

(2)患者是否认知自己的焦虑表现,是否掌握针对压力的应对方式及有效地处理问题。

(3)患者生活是否能够自理,是否能有效地调节。

(4)评价患者的睡眠和进食情况。

二、强迫症患者的护理

(一)护理评估

1.躯体方面

(1)生命体征:体温、脉搏、呼吸、血压。

(2)皮肤情况:据皮肤有无弹性评估其营养状况,特别注意观察皮肤有无外伤情况,与强迫症状有无关系。

(3)睡眠情况:有无入睡困难、睡眠不实、早醒等,注意评估强迫症状对睡眠影响程度。

(4)进食、排泄情况:有无特殊饮食习惯,进食规律有无改变,进食量如何。评估二便是否规律,有何异常改变,如厕时间有无改变。

(5)个人卫生情况:评估患者个人卫生料理能力如何,洗涤时间有无改变。

(6)评估有无躯体疾病以及药物过敏史。

2.心理方面

(1)病前性格如何,处事是否有仔细、谨慎、优柔寡断,凡事要求完美等特点。

(2)有无发生重大生活事件,对其的影响程度,是否造成心理上的冲突。

(3)家庭环境及教育方式如何,家庭气氛紧张和不良的刻板教育方式对患者影响很重要。

(4)社会支持系统如何,家属对患者强迫症状的看法,对患者的影响程度。

(5)患者对住院环境有何特殊的要求,对治疗抱有何种态度。

(6)评估患者对强迫症状的情绪和态度:有无焦虑情绪、自卑心理、冲动行为,要求治疗的程度。

3.强迫症状的评估

(1)评估强迫症状出现的诱发因素。

(2)评估强迫症状的内容、持续时间,对躯体有无伤害。

(二)护理问题

1.焦虑的相关因素　　与强迫症状不可自控有关。

2.睡眠障碍的相关因素　　与强迫思维和焦虑情绪有关。

3.社交障碍的相关因素　　与焦虑情绪及强迫症状有关。

4.有皮肤完整性受损可能的相关因素　　与损害自身的强迫症状行为有关。

5.有暴力行为危险的相关因素　　与激惹性增加,以及指向他人的强迫症状等有关。

6.部分自理能力缺陷的相关因素　　与症状导致生活不合规律有关。

(三)护理措施

1.建立良好的护患关系,充分了解强迫症状　　强迫行为或强迫性思维给患者带来很多痛苦的感受,他们有急切的求治欲,但是接触治疗时往往又心存抵触,有时只谈症状本身,不愿过多地交流,更不愿提及疾病以外的事情,甚至在刚入院初期会克制和掩饰症状。因此建立良好的护患关系可以使患者尽快熟悉住院环境,将症状和感受自然流露。

要同情、关心、充分理解患者,做好入院介绍,营造良好的住院环境,尽量避免其他患者的不良干扰,满足患者的合理要求,赢得信任;在此基础上密切观察患者的症状表现及其情绪变化,耐心倾听患者对疾病体验的诉说。

2.邀请患者参与护理计划的制订,形成共同约定　　在患者了解、接受症状和相互信任的基础上,让其共同参与护理计划的制订,能够使患者感受到被关注、被信任和支持,减少其焦虑情绪和无助感,增加战胜疾病的信心;共同的约定会使患者感受到自觉的制约,会尽自己的努力去遵守,提高医从性。

3.以行为治疗理论为指导,帮助患者减少和控制症状

(1)在患者自愿的前提下,当其出现强迫症状之前向护士汇报。

(2)护士可帮助患者分析此时的心态和不良感受,而后转移其注意力,引导其参与使其愉悦的活动或森田治疗。

(3)当患者按计划执行,无论时间长短,立即给予奖励和强化,使患者及时体验成功,并鼓励其继续尝试。

(4)第一次的尝试很重要,并且治疗中护士一定要始终陪伴患者,给予支持和鼓励。

(5)重视了解患者的体验,根据具体情况及时调整护理措施,尽量避免给予患者过大压力。

4.做好基础护理、服药护理,保证其生理需求,提高机体抵抗力　关心患者的进食、饮水及排泄情况,保证其营养的摄入量,增强其机体抵抗力,减少强迫症状干扰正常生活所致的身体损害。评估睡眠障碍的影响因素,营造睡眠环境,鼓励患者日间多参加工娱治疗活动,晚间多陪伴和疏导,减轻焦虑情绪,必要时遵医嘱使用药物。观察用药情况,出现药物不良反应时要及时上报医生和给予相应的处理。

5.做好安全护理,保护患者和他人不受伤害

(1)密切观察强迫症状对躯体的损害情况,采取相应的保护措施,如为强迫洗涤行为者,可更换刺激性较小的洗涤用品。

(2)对自身伤害严重时,立即给予制止,对伤害部位及时进行处理,必要时根据医嘱使用药物,避免感染。

(3)掌握患者的心理状况,避免激惹患者,尊重患者的行为模式,采取有效的保护措施,及时疏导和安慰。

(4)对有自杀和伤害他人行为的患者要严密看护,必要时清除危险物品。

6.做好健康宣教

(1)让患者了解有关强迫症的相关知识,病因、临床表现及药物不良反应等。

(2)指导患者怎样调试心态,进行自我控制训练和放松方法,用合理的行为模式代替原有的不良行为模式,减少强迫症状和焦虑情绪。

(3)帮助患者家属了解疾病的知识和患者的心理状态,指导其配合患者实施自我控制的阳性强化技能,鼓励和支持患者控制强迫症状,使其认识到这是一个时间较长的任务,需要不懈的努力。

(四)护理评价

(1)强迫症状有无减少。

(2)患者的焦虑情绪是否减轻。

(3)患者对治疗和护理的配合程度。

(4)护理措施的实施有无问题,能否及时调整。

三、躯体形式障碍患者的护理

(一)护理评估

1.躯体方面

(1)评估生命体征、全身营养状况:体温、脉搏、血压、意识清晰度及皮肤弹性状

况等。

(2)睡眠情况：有无入睡困难、早醒等睡眠规律改变。

(3)进食及排泄情况：有无特殊饮食习惯，饮食规律及进食情况有无改变；二便是否通畅，有无便秘、腹泻、尿潴留等现象。

(4)是否有器官、肢体功能障碍(如单瘫、截瘫、偏瘫以及失语、失声、失聪、视力障碍，感觉过敏、减弱或消失，顽固性的呕吐和过度换气等)，程度如何，有无肌肉萎缩。

(5)评估既往健康状况，有无过敏史和其他躯体并发症。

2.社会心理方面

(1)病前性格特点如何，是否有自恋倾向、多疑、对自身关注过多等，是否容易接受暗示。

(2)有无明显的精神因素，是否有重大生活事件及对患者的影响程度如何。

(3)评估家庭环境气氛，各成员之间的关系是否融洽，家属对其疾病的态度如何以及对患者的影响。

(4)评估患者的教育程度，了解其对相关医学知识的知晓程度及正确与否。

3.症状评估

(1)有无卧床不动、呼之不应或似木僵状态。

(2)观察躯体功能障碍程度有无改变，改变的相关因素有哪些，暗示效果怎样。

(二)护理问题

1.有废用综合征危险的相关因素　与症状所致躯体器官的功能障碍有关。

2.部分自理能力缺陷的相关因素　与出现类似木僵状态、瘫痪、失明等表现以及剧烈疼痛等有关。

3.预感悲哀的相关因素　与患者自感症状严重，将失去健康或生命有关。

4.舒适度改变的相关因素　与躯体某个部位的剧烈疼痛等不适感有关。

(三)护理措施

1.接纳患者并接受其症状，建立良好的关系　运用良好的沟通技巧，保持不批判的态度来接纳患者的躯体症状，要给予恰当的关心和照顾，需耐心倾听患者的诉说和感受，不可轻视患者和轻易否定其症状的真实性。这样患者才会安心和信任护理人员。

2.防止医源性的不良影响　在患者疑病的相关问题上，要遵循科学依据，医生、护士一定要保持高度一致。患者对其自身疾病非常重视，因此会到各医疗机构求治和翻阅相关医学书籍，因此护士的意见一定要有科学依据，并且与医生保持高度一致,否则患者会丧失对护士的信任,或产生对治疗的疑虑,最终会加重病情。

3.加强心理护理,减轻焦虑情绪 熟练地应用支持性心理护理,以科学合理的解释,鼓励和帮助患者寻找与症状出现相关的心理因素和生活事件,分析这些事件对患者心理的影响;引导患者学会放松、调试心态的方法减轻压力造成的焦虑情绪;邀请患者参与制订护理计划,并运用暗示治疗效果,鼓励患者积极参与治疗,增强战胜疾病的信心。

4.加强基础护理,满足患者的生活需求 保证患者的营养摄入量;协助患者料理生活,但要以暗示法逐渐训练患者自身的生活能力;运用内、外科舒适法照顾患者,减轻其痛苦,但不要过于强化,以免造成附带作用。观察用药情况,出现药物不良反应要及时上报医生并给予相应的处理。

5.鼓励患者多参加工娱治疗活动 鼓励患者尽可能参加力所能及的文娱治疗活动,以发泄过多的精力,转移注意力,转移对躯体的注意力,并且在活动中使患者能够体现出自己的价值。

6.做好健康宣教 向患者及家属介绍疾病的相关知识,端正家属对患者的态度,指导家属掌握暗示治疗的原则和技巧。注意营造一个温馨、和谐和民主的家庭气氛,不要给患者施加更大的压力;尊重、关心患者,但不能过于强化症状。

(四)护理评价

(1)评价心理护理和暗示的效果。

(2)躯体障碍程度有无改变。

(3)患者焦虑等情绪有无改变。

(4)患者家属接受症状和对患者的态度是否正确,是否掌握暗示的心理护理方法。

(5)评估护理措施效果如何,根据需要进行调整。

参 考 文 献

[1]梁龙腾.常见精神疾病的诊疗与护理[M].上海:上海交通大学出版社,2015.

[2]刘宇,贾松伟.精神科护理学[M].长春:吉林大学出版社,2016.

[3]周会爽.实用精神疾病诊治与护理[M].河北:河北科学技术出版社,2012.

[4]郑瞻培,王善澄,翁史旻.精神医学临床实践[M].上海:上海科学技术出版社,2013.

[5]王飚.实用精神医学丛书·躯体疾病所致精神障碍[M].北京:人民卫生出版社,2012.

[6]杨世昌,王国强.精神疾病案例诊疗思路[M].3版.北京:人民卫生出版社,2017.

[7]米歇尔·福柯.精神疾病与心理学(译文经典)[M].上海:上海译文出版社,2016.

[8]张晋碚.精神科疾病临床诊断与治疗方案[M].北京:科学技术文献出版社,2010.

[9]姚贵忠.重性精神疾病个案管理[M].北京:北京大学医学出版社,2017.

[10]包祖晓.精神疾病诊治心悟[M].北京:人民军医出版社,2013.

[11]奇思赫姆-伯恩斯,任歆.神经精神疾病治疗原理与实践[M].2版.北京:人民军医出版社,2013.

[12]贾福军.精神疾病司法鉴定[M].北京:人民卫生出版社,2015.

[13]周幸来.神经精神疾病临证药对[M].北京:人民军医出版社,2014.

[14]林家兴.心理疾病的认识与治疗[M].北京:首都师范大学出版社,2016.

[15]徐俊冕.心理疾病治疗理论与实践[M].北京:人民卫生出版社,2012.